pingulletta

ELF **TAGE** UND EIN **JAHR**

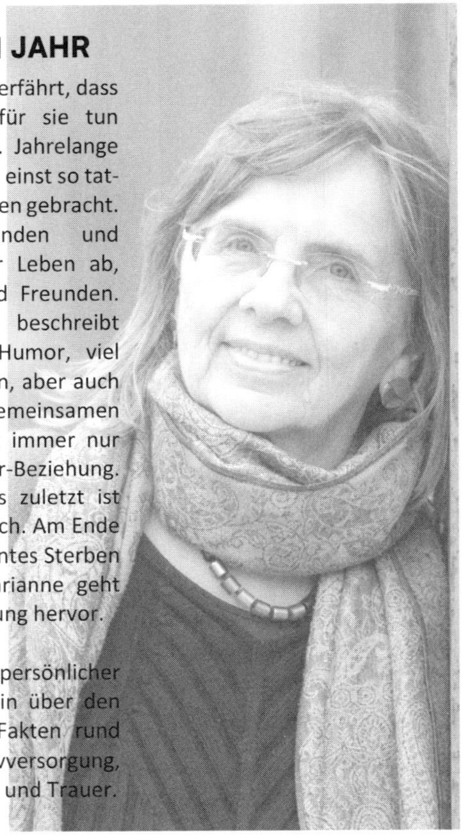

Als die 91-jährige Josefine erfährt, dass die Ärzte nichts mehr für sie tun können, ist ihr das recht. Jahrelange Pflegebedürftigkeit hat die einst so tatkräftige Frau an ihre Grenzen gebracht. Überraschend einverstanden und zufrieden schließt sie ihr Leben ab, begleitet von Familie und Freunden. Ihre Tochter Marianne beschreibt diese letzte Phase mit Humor, viel Liebe und einem zärtlichen, aber auch kritischen Blick auf den gemeinsamen Lebensweg und die nicht immer nur einfache Mutter-Tochter-Beziehung. Und stellt dabei fest: Bis zuletzt ist noch so viel Heilung möglich. Am Ende ist es ein gnädiges, versöhntes Sterben für »Fine« und auch Marianne geht gestärkt aus dieser Erfahrung hervor.

Ein tröstlicher, sehr persönlicher Ratgeber einer Psychologin über den Tod mit wissenswerten Fakten rund um die Themen Palliativversorgung, Sterbeprozess, Bestattung und Trauer.

MARIANNE **NOLDE**

wurde 1955 geboren und ist im Ruhrgebiet aufgewachsen. Nach ihrem Psychologiestudium war sie jahrzehntelang als Gerichtspsychologin mit Schwerpunkt Familiengericht tätig. Ihre eigene Scheidung und die beruflichen Erfahrungen hat sie zu ihrem ersten Sachbuch ›Eltern bleiben nach der Trennung‹ verarbeitet, das 2020 veröffentlicht wurde. Ihr neues Buch ›Elf Tage und ein Jahr‹ erschien 2022 beim pinguletta Verlag. Es erzählt die Geschichte von der Sterbebegleitung ihrer Mutter und der Zeit danach. Marianne Nolde entdeckt neben dem Schreiben seit einigen Jahren gemeinsam mit ihrem zweiten Ehemann das Landleben im Münsterland, freut sich über die Natur direkt vor der Haustür und die Gemüse- und Obsternte aus dem eigenen Garten.

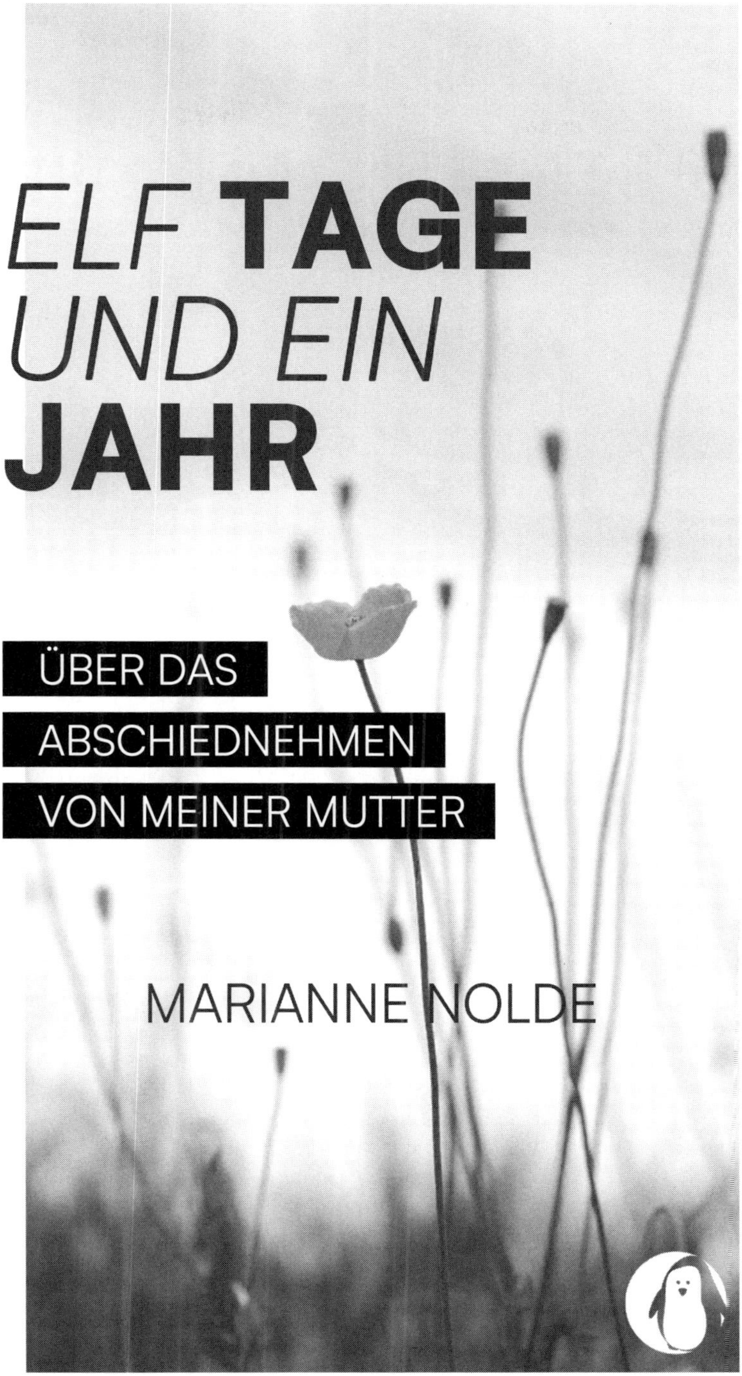
ELF TAGE
UND EIN
JAHR
ÜBER DAS
ABSCHIEDNEHMEN
VON MEINER MUTTER
MARIANNE NOLDE

ELF **TAGE** UND EIN **JAHR**

ÜBER DAS ABSCHIEDNEHMEN VON MEINER MUTTER

MARIANNE NOLDE

ISBN 978-3-948063-25-2

1. Auflage 2022

Foto Mohnfeld: raquel raclette | unsplash
Foto Autorin: Thorsten Kahle
Covergestaltung: pipublic | Patrick Müller
Produktion: Helmut Speer
Lektorat: Elsa Rieger

Druck: www.druckterminal.de
KDD Kompetenzzentrum Digital-Druck GmbH
D-90439 Nürnberg * Printed in Germany 2022

www.pinguletta-verlag.de

Für meine Mutter

In Liebe

INHALT

TEIL **EINS**

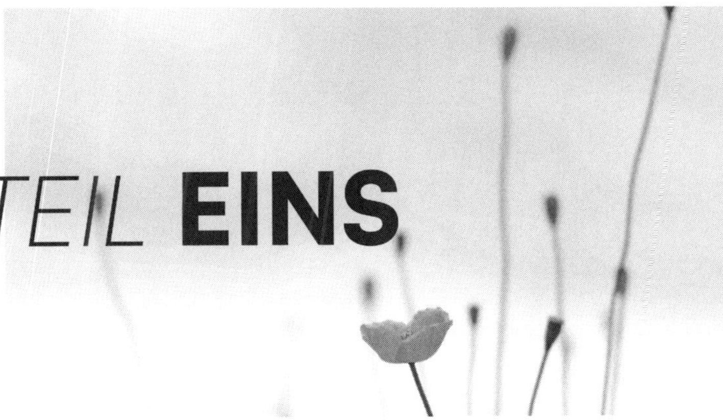

TAG **EINS**

IM KRANKENHAUS

Eine Weile schwebte ich zwischen Tag und Traum. Durch die Ritze zwischen Rollo und Fenster fiel Licht. Also war es schon Tag. Der Wecker hatte noch nicht geklingelt.

Und er würde auch nicht klingeln. Langsam kehrte meine Orientierung zurück. Ich hatte bis zwei Uhr nachts geschrieben. An meinem ersten Buch. Es lief gut. Da für heute keine Termine im Kalender standen, hatte ich einfach weitergemacht, mich danach ins Bett gelegt und das Handy samt Weckfunktion ausgestellt.

Probeweise bewegte ich meine Zehen und reckte mich. Es sah ganz gut aus für den Tag. Ich war wach. Das elektrische Rollo konnte ich vom Bett aus hochschnurren lassen. Durch das Dachflächenfenster gab es den Blick frei in einen wolkenlosen, hellblauen Januarhimmel. Es könnte ein guter Tag für einen Winterspaziergang werden. Nach der langen Schreibnacht würde ich es heute ruhig angehen lassen.

Ich schaltete mein Handy ein. Es war halb zehn. Mehrere Anrufe in Abwesenheit und eine Nachricht auf dem Anrufbeantworter von meinem älteren Sohn.

»Das Altenheim hat angerufen, Oma ist im Krankenhaus. Sie haben dich nicht erreichen können. Es scheint aber nichts Schlimmes zu sein, die Pflegerin hat etwas von Verstopfung gesagt.« Der Sohn klang unaufgeregt, wir hatten so etwas beide schon oft genug erlebt.

Meine Mutter wohnte jetzt das fünfte Jahr im Altenheim. Für sie, die von einem Bauernhof stammte, war das lange undenkbar gewesen. Es war so ziemlich das Schlimmste, was sie sich vorstellen konnte: abgeschoben werden ins Altenheim. Sie hoffte immer, dass sie nach einem erfüllten arbeitsreichen Leben einfach plötzlich tot umfallen würde.

Der erste Teil ihres Wunsches hatte ganz gut geklappt. Noch in ihren Siebzigern pflegte sie ihren großen, üppig und jahreszeitlich wechselnd bepflanzten Garten allein und bekochte ihre Enkel, wenn deren Mutter, also ich, beruflich unterwegs war. In ihren Achtzigern fuhr sie weiterhin Auto und strickte bunte Socken für die ganze Familie und jeden, der sonst noch Interesse bekundete. Ehrenamtlich besuchte sie bis fünfundachtzig alte Leute im Altenheim. Wovon sie jedes Mal erneut mit der Erkenntnis zurückkam, dass sie selbst niemals dorthin würde umziehen wollen.

Um ihr das zu ersparen, hatten wir nach dem Tod meines Vaters ihr altes Haus umgebaut und waren zu ihr gezogen. Generationenvertrag eben. Sie hatte für meine Kinder mit gesorgt, jetzt war sie dran, dass wir uns um sie kümmern würden. So viel stand für mich fest.

Aber mit dem zweiten Teil ihres Wunsches haperte es.

Im Jahr nach unserem Einzug hatte sie einen schweren Bandscheibenvorfall, von dem sie sich nie mehr richtig erholt hat. Ohne Unterarm-Gehstützen konnte sie danach nicht mehr laufen, und eines Tages sah sie ein, dass ein Rollator angebracht wäre. Mit Händen und Füßen hatte sie sich dagegen gewehrt, auch als die Gutachterin, die ihre Pflegestufe einschätzen sollte, ihr dringend dazu riet. Erst nachdem sie in der Kurzzeitpflege entdeckt hatte, dass das Tablett auf dem Rollator ihren Mitbewohnern Transportmöglichkeiten bot, die sie nicht mehr hatte, ließ sie mit sich reden. Noch etwas widerwillig duldete sie das neue Gefährt in ihrer Wohnung, nur um mir wenige Stunden später begeistert zu berichten, dass sie nun endlich wieder selbstständig ausgiebig Blumengießen konnte. Der Bann war gebrochen und wir schafften umgehend einen zweiten Rollator für draußen an.

Mit der Gartenarbeit war es dennoch vorbei, und auch das Autofahren musste sie nach einigen Jahren schweren Herzens aufgeben. Ein Pflegedienst kam täglich zu ihr ins Haus, und selbst mit dieser Unterstützung konnte sie nicht mehr allein bleiben, wenn wir Urlaub machen wollten, was wir nur selten taten. Die Lage spitzte sich immer weiter zu.

Als wir zu ihr ins Haus gezogen waren, war das alles noch nicht absehbar gewesen. Elf Jahre und ein paar eigene Erkrankungen später hörte ich mich dann eines Tages, für mich selbst überraschend, das schlimme Wort ›Altenheim‹ aussprechen.

Meine Mutter brauchte nur drei Tage Bedenkzeit, bis sie die unerhörte Entscheidung traf, dass sie ins Altenheim umziehen würde.

Und das tat sie vier Monate später ohne jede Klage, ohne sich noch einmal umzuschauen, als wir das Haus verließen – ihren Schlüssel hängte sie vorher an ihren Schlüsselhaken – und befand schon in der ersten Woche, dass es ihr in ihrem neuen Zuhause gut gefalle.

»Wenn ich gewusst hätte, wie schön das hier ist, hätte ich das viel eher gemacht«, sagte sie bei einem meiner ersten Besuche. Sie verzichtete vollständig darauf, ihrer einzigen Tochter ein schlechtes Gewissen zu machen.

Im Gegenteil, sie blühte auf. Sie nutzte alle Angebote und ging begeistert täglich in die hauseigene Kapelle und mit dem Rollator eine Runde durch den schönen Park. Sie knüpfte Freundschaften, gewann Kegelpokale, hörte beim morgendlichen Zeitungsvorlesen interessiert zu – so wusste sie auch immer, wer in ihrem Heimatdorf gerade gestorben war – besuchte die Sitzgymnastik und ließ sich täglich das Sudoku aus der Tageszeitung kopieren und löste es dann; das frisch Kopierte war einfach schöner als die Rätselhefte, die wir ihr schenkten. Sie genoss die Zuwendung und die neuen Kontakte in vollen Zügen.

Nach einiger Zeit fiel mir auf, dass sie nicht mehr ständig ihr Asthmaspray benutzte, und ich fiel aus allen Wolken, als ich erfuhr, dass sie überhaupt keine Asthmamedikamente mehr benötigte und gleichzeitig ihr erschreckender Husten verschwunden war.

»Ich hatte immer so viel Angst zu Hause, wenn keiner da war«, gestand sie. »Hier ist immer jemand da.«

Ohne Angst offenbar kein Asthma.

Und als sie plötzlich über Schwindel und Schlappheit klagte, stellte sich heraus, dass das nur am verbesserten Blutdruck lag, weswegen die bisherige Dosierung der Blutdrucksenker zu hoch war und reduziert werden musste. Schon war alles wieder im Lot.

Was für ein Segen, dieses Altenheim, und die Bereitschaft meiner Mutter, sich darauf einzulassen.

Und jetzt war sie im Krankenhaus, und ich würde gleich zu ihr fahren. Sonderlich erschrocken war ich nicht. Krankenhausaufenthalte waren im Laufe der Jahre Routine geworden. Nicht ohne Stolz erwähnte meine Mutter die zwanzig Narkosen, die sie infolge diverser Operationen überstanden hatte, und dazu hatte es viele Krankenhausaufenthalte ohne Narkosen gegeben. Notarzt oder Rettungswagen lösten in mir schon lange keinen Alarmzustand mehr aus.

Vielleicht gibt es eine bestimmte Menge an Schreckpotenzial, das sich eines Tages erschöpft, und dann ist nichts mehr übrig?

Trotzdem rief ich erst mal im Altenheim an. Da erfuhr ich, dass meine Mutter frühmorgens von der Nachtschwester bewusstlos vorgefunden worden war.

»Der Notarzt hat sie ins Krankenhaus bringen lassen«, sagte die Pflegerin, »da war Ihre Mutter aber schon wieder bei Bewusstsein. Sie hatte in den letzten Tagen Verdauungsbeschwerden. Das musste heute früh alles sehr schnell gehen, deshalb hat sie keine Sachen dabei. Wir haben ihre Tasche inzwischen aber gepackt, und wenn sie gleich zu ihr wollen, könnten Sie sie auf dem Weg abholen und ihr mitbringen.«

Ich machte mir erst mal Kaffee und immer noch wenig Sorgen, fuhr aber trotzdem sofort mit einem geschnittenen Apfel in der Tupperdose auf dem Beifahrersitz los.

Im Altenheim übergab mir eine Pflegerin, die nicht allzu besorgt aussah, die schon fertig gepackte Tasche, die ihre besten Zeiten hinter sich hatte und deren Reißverschluss sich nur noch mittels einer Sicherheitsnadel betätigen ließ. Ein typisches Provisorium meiner Mutter, die sich weigerte, Dinge nur wegen kleiner Schönheitsfehler zu entsorgen. Mittlerweile platzte der zugezogene Reißverschluss stellenweise auf, und ganz sauber war das gute Stück auch nicht mehr, der Farbton der Tasche war früher definitiv mal anders. Da war ich mir sicher, schließlich war ich oft genug mit ihrer Krankenhaustasche hinter einem Notarztwagen her ins Krankenhaus gefahren. Ob ich ihr nicht doch mal eine neue kaufen sollte, auch wenn sie selbst das unnötig fand?

Mit der ramponierten Tasche in der Hand ging ich auf das Krankenhaus zu, das mir von vielen Besuchen bei meiner Mutter vertraut war.

Am Eingang traf ich auf eine alte Bekannte, die mir erzählte, dass sie vor wenigen Tagen auf der Beerdigung von einem meiner Cousins aus der väterlichen Familie gewesen sei.

Ich habe immer bedauert, dass die Familien sich aus den Augen verloren haben, ich wusste nie, warum. Aus meiner Kindheit habe ich schöne Erinnerungen an meine deutlich älteren Cousins und Cousinen, und der Verstorbene hatte zeitweilig im Elternhaus meines Vaters gelebt, das mir aus Kindertagen noch vertraut war. Nun stand ich hier vor dem Krankenhaus, auf dem Weg zu meiner Mutter, und erfuhr ein paar Neuigkeiten aus der Familie meines schon lange verstorbenen Vaters.

In dem verschachtelten Gebäude fand ich mich routiniert zurecht und betrat das Dreibettzimmer, in dem meine Mutter am Fenster lag.

Ich sah sofort, dass diesmal etwas anders war. Schon oft hatte ich sie hier besucht, und schon oft hatte man nicht gewusst, ob es etwas Schwerwiegendes war. Diesmal genügte ein Blick, um das zu wissen.

Das war nicht meine Mutter, wie ich sie kannte. Irgendetwas war geschehen. Ein Schlauch hing aus ihrer Nase, den

Blasenkatheter hatte sie vorher schon gehabt. Mit schwacher Stimme fragte sie nach einer Brechschale, ihr war anscheinend übel, eine Schale aber nicht zu finden.

Ich suchte eine Schwester, die mir erklärte, dass meine Mutter keine Brechschale brauche, weil ihr eine Magensonde gelegt worden sei.

»Die Übelkeit wird gleich weg sein. Aber die Ärzte wollen Sie dringend sprechen.«

Das hatte ich mir schon gedacht.

»Ich gebe Ihnen Bescheid, sobald ein Arzt da ist.«

Ich ging zurück zu meiner Mutter, setzte mich neben sie und versuchte, sie zu beruhigen, dass sie die Brechschale wirklich nicht brauchen werde. Entweder glaubte sie mir oder war zu entkräftet, um zu widersprechen. Das übliche Lächeln, das sie in jeder Lage noch schaffte, wenn ich kam, blieb diesmal aus. Sie war offensichtlich zu sehr mit dem Überleben beschäftigt.

Seit einem halben Jahr war kein Besuch bei ihr vergangen, ohne dass sie mir gesagt hatte, dass sie endlich ›umziehen‹ wolle, ›nach oben‹.

Ich erinnere mich noch an das verblüffte Gesicht einer Besucherin, die diesen Wunsch mithörte und nicht recht verstehen konnte, warum meine Mutter ihr schönes Parkzimmer im Erdgeschoss aufgeben wollte, um auf eine andere Etage zu wechseln. Meine Mutter wollte aber noch deutlich höher hinaus als nur ins Obergeschoss. Immer wieder gab sie ihrer Hoffnung Ausdruck, dass man ihr die Tür ›da oben‹ endlich aufmachen werde. Sie wolle jetzt auch mal ihre Schwestern wiedersehen, die sie als Älteste alle überlebt hatte. Mit ihren Schwestern hatte sie sich immer eng verbunden gefühlt, und entsprechend vermisste sie sie sehr. Anscheinend hätten die aber noch keinen Platz für sie ›da oben‹, stellte meine Mutter immer wieder mit Bedauern fest. Dankbar nahm sie mein Angebot an, in der Marienkapelle bei uns im Ort eine Kerze für ihr Anliegen anzuzünden. Als glühende Marienverehrerin schien ihr das die bestmögliche Fürsprecherin zu sein.

Solange sie noch irgendetwas Nützliches hatte tun können – mit neunzig strickte sie noch Babysöckchen – war meine Mutter mit ihrem Überleben einverstanden, auch wenn sie sich von ihrem Wunsch hatte verabschieden müssen, ohne vorherigen Pflegebedarf einfach zu sterben. Nichtstun war noch nie ihre Sache gewesen. Ich kenne kaum jemanden, der so unfähig zum Nichtstun ist, wie sie es war. Gar nichts mehr tun zu können, darin sah sie so wenig Sinn, dass sie ihren endgültigen ›Umzug‹ jetzt ernsthaft ins Auge fasste. Aber bei jedem Besuch kamen wir überein, dass das nicht in ihrer Hand liege und sie sich weiter gedulden müsse. Seufzend nahm sie ihr Schicksal an, da konnte man wohl nichts machen. Sie ging dann meistens dazu über, sich nach Neuigkeiten aus meinem Leben und dem ihres Schwiegersohns und ihrer Enkel zu erkundigen.

Der Tod war bei unseren Gesprächen als erwarteter und von ihr eingeladener Gast in den letzten Monaten regelmäßig dabei, hielt sich aber dezent im Hintergrund. Als sie das Thema immer beharrlicher anschnitt, fasste ich mir schließlich ein Herz und besprach mit ihr ihre Wünsche für die Beerdigung.

Meine Mutter war so erleichtert. Anscheinend hatte sie das Thema nicht von sich aus ansprechen wollen, aber nun war sie wirklich froh. Endlich gab es wieder etwas Sinnvolles und Schönes zu planen. Das Gesprächsthema sagte ihr zu.

Mit Erstaunen erfuhr ich, dass meine sonst so traditionelle Mutter ziemlich flexibel war, was die Modalitäten ihrer Bestattung anging. Ausgesprochen entspannt, manchmal geradezu vergnügt, erklärte sie mir mehrmals, das sei ihr von Herzen egal, wie ich dieses oder jenes regeln würde. Das sei ganz mir überlassen. Aber sie fand doch schön, dass ich auf jeden Fall alle Cousinen und Cousins aus der großen mütterlichen Familie einladen wollte. Sie freute sich darüber, an wen ich selbst alles schon gedacht hatte. Aber bei einigen davon befand sie, dass das jetzt wirklich zu weit ginge. Das sollte ich nicht machen. Meine Mutter blühte noch ein weiteres Mal auf. Sie widmete sich voller Vorfreude der Planung ihrer letzten Reise.

Nie hätte ich mir etwas anderes als eine Erdbestattung für sie vorstellen können. Ganz anders meine Mutter. Das sei ihr so dermaßen egal. Urne sei auch gut. »Macht es einfach so, wie es für euch am besten auskommt«, war ihre Devise. Es sollte vor allem für uns passend sein. Wenn es nur mit einer Urnenbestattung klappen würde, dass ihr Enkel aus dem Ausland dabei sein könne, dann wolle sie auf jeden Fall eingeäschert werden. Da war sie sich sicher. Ich staunte. Und dass es ein Rasengrab würde, das war auch klar. Außer mir gab es niemanden, der dreißig Jahre lang ihr Grab würde pflegen können, und ich lebte nicht mal mehr in dem Ort und war mittlerweile selbst über sechzig.

Nachdem die Gästeliste angefertigt und die Adressen vollständig waren, hatte das Thema wieder geruht. Es war alles geklärt. Es war weiterhin Abwarten angesagt.

Dass meine jetzt einundneunzigjährige Mutter womöglich demnächst sterben würde, war für mich keine Horror-Vorstellung. Aber bisher war es immer irgendwie weit weg gewesen. Sie hatte so oft gesundheitliche Krisen überstanden, dass ich mir nichts anderes mehr vorstellen konnte, als dass es immer so weitergehen würde. Doch nun wollten mich die Ärzte sprechen, und zwar dringend. Ich ahnte, was das zu bedeuten hatte.

Die junge Ärztin, die mir die Nachricht überbrachte, entsprach nicht dem Bild des Mediziners, der mit wehendem Kittel durch die Flure eilt im Bemühen, dem immer zu engen Zeitplan zu genügen. Sie beschränkte sich nicht auf eine dahingeworfene Diagnose zwischen Tür und Angel, sondern setzte sich mit mir an einen Tisch am Fenster, wo sie mir behutsam die Lage erklärte:

»Es besteht der Verdacht, dass Ihre Mutter einen Darmverschluss hat wegen eines sehr großen Tumors, der auf den Darm drückt.«

Meine Mutter hatte schon längere Zeit einen aufgetriebenen Bauch, der immer dicker wurde. Das war nun also der Grund.

»Ob der Tumor gut- oder bösartig ist, das ist im Grunde egal. Denn operieren kann man das nicht mehr.«

Ganz überraschend war das nicht, obwohl ich an diese Möglichkeit bisher nicht gedacht hatte. Bei einer ihrer vielen Operationen hatte ein Arzt zufällig im Bauch einen kleinen Tumor gefunden und mit entfernt. Da habe sie gerade noch Glück gehabt, hatte der Arzt nachher gemeint. Bei den routinemäßigen Vorsorgeuntersuchungen war danach nie mehr irgendetwas aufgefallen und das Thema in Vergessenheit geraten, zumal immer wieder andere Krankheiten unsere Aufmerksamkeit erfordert hatten.

»Es bleibt jetzt nur noch eine Palliativversorgung«, erklärte mir die Ärztin. »Wissen Sie, was Ihre Mutter sich für den Fall wünscht?«

Patientenverfügung und Vorsorgevollmacht hatte ich schon seit mehr als zwanzig Jahren, und was meine Mutter wollte, hatte sie mir gerade in letzter Zeit ausdrücklich klar gemacht. Sie wollte sterben dürfen, wenn es so weit wäre.

Wie es aussah, war das jetzt die Situation, für die sie mir das erklärt hatte.

Die empathische junge Ärztin war sichtlich froh über die klaren Handlungsanweisungen und die gefasste Haltung der Tochter. Dass mir überhaupt die Tränen kamen, lag daran, dass ich im Krankenhausalltag so viel Herzlichkeit und Verständnis nicht erwartet hatte. Wie sehr doch solche Momente von Menschlichkeit einen Unterschied machen können.

Offenbar eine typische Erfahrung, die ich da gemacht habe, als mich diese mitfühlende Ärztin so beeindruckt hat. Wie ich aus dem Buch von Borasio ›Über das Sterben‹ erfahren habe, ist das, was von Arztgesprächen am besten behalten wird, gar nicht der Inhalt der Aufklärung, sondern das *wie,* also ob der Arzt empathisch war, ob er sich Zeit genommen hat oder gefühlt auf dem Sprung war, ob er zugehört hat. Das werde noch nach Jahrzehnten erinnert. Das muss man sich mal vorstellen, dann lohnt sich das doch wirklich.

Wie ich mich fühlte, hätte ich in dem Moment ansonsten gar nicht sagen können. Ich war jetzt erst einmal mit dem Organisieren beschäftigt. Ich hatte ein Empfinden von geschärfter Aufmerksamkeit und einer merkwürdigen Neutralität.

Von der Ärztin erfuhr ich, dass meine Mutter die Magensonde gar nicht zur künstlichen Ernährung bekommen hatte, sondern um Mageninhalt auszuleiten und ihr damit Übelkeit zu ersparen. Künstliche Ernährung war nicht vorgesehen.

»Was meinen Sie denn, wie viel Zeit meiner Mutter noch bleibt?«, wollte ich von ihr wissen. »Sprechen wir hier von Tagen, von Wochen oder Monaten?«

»Monate auf keinen Fall«, sagte die Ärztin entschieden. »Wochen auch nicht«, fügte sie etwas vorsichtiger hinzu.

»Kann denn meine Mutter nicht direkt wieder zurück ins Altenheim, wenn man medizinisch nichts mehr für sie tun kann? In ihr Zuhause, wo es doch viel schöner für sie und auch für die Besucher ist.«

»Es kommt darauf an«, meinte die Ärztin, »ob in der Heimeinrichtung die Palliativversorgung geleistet werden kann. Ich werde das klären und wenn es möglich ist, veranlassen wir den Rücktransport.«

Ich informierte meinen Mann, der beschloss, in der unübersichtlichen Lage in einer Stunde vorbeizukommen. Als Nächstes rief ich meinen älteren Sohn an. Er war gerade in einem Meeting, plante aber sofort die Oma für das Wochenende ein.

Wenig später meldete er sich noch mal. »Ich werde schon am frühen Nachmittag da sein, damit ich auf der sicheren Seite bin. Ich will mich auf jeden Fall von Oma verabschieden. Das ist mir wichtig.«

Dem Sohn in der Schweiz schickte ich eine Textnachricht.

Und sicherheitshalber nahm ich selbst Kontakt mit der Pflegestation meiner Mutter im Altenheim auf.

»Kein Problem«, hieß es dort. »Der Hausarzt Ihrer Mutter ist Palliativarzt, und wir haben ausgebildete Fachkräfte auf der Station.« Die Pflegerin bestärkte mich darin, dass meine Mutter bei ihnen gut aufgehoben wäre.

Mittlerweile war man in der Klinik zur gleichen Erkenntnis gekommen.

Beruhigt kehrte ich ins Zimmer meiner Mutter zurück und richtete ihr aus, dass sie noch heute wieder nach Hause zurückgebracht werde. Das nahm sie erleichtert zur Kenntnis. Dass die Ärzte hier nichts mehr für sie tun konnten, schien ihr nur recht zu sein. Sie schloss die Augen und ruhte sich aus. Sie sah jetzt nicht mehr so besorgt aus wie bei meinem Eintreffen, als sie noch nach der Brechschale suchte.

Eine Krankenschwester kam vorbei und zeigte mir, wie ich ihr mit angefeuchteten Schaumstoffschwämmchen den Mund auswischen könne. Das tat ihr sichtlich gut, denn sie saugte und lutschte daran. Die Übelkeit schien sich gelegt zu haben, meine Mutter wirkte etwas entspannter.

»Soll ich den Tropf mit der Flüssigkeit abnehmen?«, fragte die Pflegerin. »Das ist Ihrer Entscheidung überlassen. Wegen der Vorsorgevollmacht.«

Aus der Sterbephase meines Vaters hatte ich in Erinnerung, dass er bis zuletzt Wasser über einen Tropf bekommen hatte, weil es damals hieß, Verdursten sei quälend, und daher werde das empfohlen. Da die Krankenschwester keine Einwände hatte, blieb der Tropf erst mal. Das war jetzt keine vordringliche Frage.

Während meine Mutter ruhig und zufrieden dalag, kam auch ich langsam zur Besinnung. Es würde jetzt ernst. Ich fühlte mich wie vor einer aufregenden Reise oder einer wichtigen Prüfung. Was jetzt kam, hatte ich schon einmal mit meinem Vater erlebt und in guter Erinnerung behalten. Das gab mir Sicherheit. Und es war das, von dem sich meine Mutter seit einem halben Jahr wünschte, dass es geschehen sollte. Wir würden jetzt gemeinsam ein Abenteuer erleben. So ungefähr fühlte sich das an.

Der aufgeblähte Bauch meiner Mutter schien seit dem letzten Besuch vor einigen Tagen noch aufgetriebener. Laut hörbar gluckerte es immer wieder darin. Sie sah hochschwanger aus. Nur dass statt eines Babys ein Tumor in ihrem Bauch wohnte.

Die ältere Frau im Bett nebenan bekam Besuch von ihrer Tochter. Ich fühlte mich an mich selbst in früheren Phasen erinnert. Die Tochter kam zwischen beruflichen Verpflichtungen angehetzt, die Überforderung war ihr anzumerken, und dann hatte sie, wie ich hörte, mittlerweile mit hohem Blutdruck zu kämpfen, kein Wunder. Zwischen Überforderung und schlechtem Gewissen zerdrückt, wie gut ich das kannte.

Da saß ich nun ruhig am Sterbebett meiner Mutter und hatte Mitgefühl mit der Frau am Nachbarbett, die noch nicht wusste, wie lange ihre schon nicht mehr vorhandenen Kräfte noch tragen müssten. Bei mir wurde das überschaubar.

Mittlerweile war mein Mann gekommen und setzte sich zu uns. Er war immer gut mit seiner Schwiegermutter ausgekommen. Selbst dann, wenn ich von meiner Mutter genervt war, entdeckte er positive Seiten an ihr, sogar solche, die ich angeblich von ihr hätte. Zum Beispiel Dankbarkeit. Darin war sie tatsächlich ziemlich gut. Das fiel mir erst auf, nachdem er mich darauf aufmerksam gemacht hatte.

Ich nutzte die Gelegenheit, ein belegtes Brötchen für mich zu erjagen, und wir beschlossen, dass mein Mann erst einmal zu seiner Arbeit zurückkehren könnte. Wir würden unsere Kräfte sinnvoll einteilen müssen.

Meine Mutter kam wieder zu sich und überblickte offenbar die Situation vollständig. Denn sie äußerte sofort den Wunsch nach der Krankenkommunion. Es war klar, dass sie auf keinen Fall ohne die Sakramente ihrer Kirche sterben wollte. Dafür würde ich mich schon einsetzen.

Die Krankenschwester hatte jedoch zu vermelden, dass der Krankentransport bereits in einer halben Stunde da sein werde und dass sie in der Zwischenzeit leider nicht schaffen würde, den Krankenhauspfarrer zu holen. Das werde sicherlich das Altenheim regeln können. Meine Mutter gab sich notgedrungen zufrieden. Dass ich ihr den Besuch ihres Enkels in Aussicht stellen konnte, lenkte sie auch etwas ab.

Wenn ich über eines in dieser Lage froh war, dann über die klaren Ansagen meiner Mutter in den letzten Monaten, wie sie sich ihren Abschied von diesem Leben vorstellte. Ich musste keine schwierigen Entscheidungen für sie treffen, ohne zu wissen, welche Wünsche sie hatte. Was für eine Erleichterung, ich kann das wirklich jedem empfehlen, dass man sich darüber austauscht, mit dem Partner, mit den Kindern oder einer guten Freundin. Und es am besten schriftlich festhält in Form von Patientenverfügung und Vorsorgevollmacht.

Weil ich mir ein Herz gefasst und meine Mutter auf ihre Beerdigungswünsche angesprochen hatte, wusste ich jetzt genau, was sie sich für ihren allerletzten Gang vorstellte.

Die letzte Phase begann also unter günstigen Umständen. Das hat mich später bewogen, mit meinem Mann die Wünsche für seine Beerdigung zu besprechen und ihm meine zu nennen. Was ich nie für möglich gehalten hätte: Ich lag falsch in der Einschätzung dessen, was er sich wünschte. Wir waren uns immer ziemlich nah und haben viel miteinander geredet. Trotzdem hatte ich es nicht gewusst.

Es dauerte nicht lange, bis tatsächlich die Sanitäter mit ihrer Rollliege kamen, um meine Mutter abzuholen und sie ins Altenheim zurückzubringen. Sie ließ die Prozedur des Umlagerns geduldig geschehen, sie schien mit allem einverstanden. Sie würde jetzt wieder nach Hause gebracht, und da wollte sie hin. Ihr Zimmer im Altenheim war seit Jahren ihr Zuhause, in dem sie sich wohlfühlte. Sie hatte immer zu Hause sterben wollen, nur hatte sich zwischenzeitlich geändert, welcher Ort das war.

Mit der nicht ausgepackten Tasche in der Hand, die nun doch keinen Nachfolger mehr bekommen würde, verließ ich ein letztes Mal die Klinik, in der ich sie nie wieder besuchen würde.

Ab jetzt würde es viele letzte Male geben.

Während meine Mutter in den Krankenwagen geschoben wurde, traf ich den angereisten Sohn an der Klinikpforte und fuhr mit ihm hinter dem Krankenwagen her ins Altenheim. Das erste Mal war ich nicht allein bei der Fahrt hinter einem Krankenwagen her, in dem meine Mutter lag.

Daniel hatte sein Meeting verlegt und sich Arbeit für das Wochenende mit nach Hause genommen. Er war darauf eingerichtet, den Nachmittag und das Wochenende im Altenheim zu verbringen. Ich war so froh, dass er da war. Er ging oft seiner Wege, wir waren eine Familie von Individualisten. Aber wenn Not am Mann oder der Frau war, konnte ich mich immer absolut auf ihn verlassen.

Diese Erfahrung würde ich ein weiteres Mal machen.

TAG **EINS**

IM ALTENHEIM

Die Sanitäter schoben die Bahre mit meiner immer noch ziemlich abwesend wirkenden Mutter aus dem Krankenwagen zum Haus und durch die Flure in ihr gemütliches Zimmer mit Parkblick und ihrem Rosenbäumchen mit den kräftig roten Rosen vor dem bodentiefen Fenster. Das hatte sie aus ihrem alten Zuhause mitgebracht, und es wurde jahreszeitlich unten herum bunt bepflanzt, soweit die Bodenfläche nicht für die beiden Schafe aus Ton gebraucht wurde. Daneben ein paar Buchsbäume, die meine Mutter leidenschaftlich gern in Form schnitt, sogar, als das noch gar nicht allgemein in Mode gekommen war.

Ich mochte das ja nicht so und hatte eine geheime Übereinkunft mit ihrer Schwester, die Gärtnerin war, und nicht ganz so viel Eingriffe in die Natur schätzte, wie meine Mutter sie beherzt vornahm. Mittlerweile befanden sich die Buchsbäume in Renaturierung, denn zum Formschnitt war meiner Mutter die Kraft ausgegangen. So nahm die Natur wieder ihren Lauf.

Ihr Bett hatten die Schwestern umgestellt. Es stand sonst immer mit der Seite zur Wand, jetzt stand es mit dem Kopf zur Wand und an beiden Seiten war Platz für Besucher.

Man hatte schon vorgedacht. Das also war sie jetzt, die Palliativphase. Oder das Sterbebett.

Die Sanitäter schoben meine Mutter auf ihr Bett und fragten sie, wie sie gelagert werden wollte.

»Egal«, lautete die erschöpfte Antwort.

Später würde mein Sohn sagen, dass ihm in dem Moment klar wurde, wie es um seine Oma bestellt war. Denn sie war eine Frau mit klaren Entschlüssen und einer festen Meinung dazu, wie genau Kopf- und Fußteil am Bett einzustellen waren, wo die gefühlt etwa fünfzehn Kissen verschiedener Länge, Breite und Dicke unter und um ihren Körper herum zu drapieren seien, und dass auch bei Minusgraden das Fenster bei aufgedrehter Heizung gekippt sein musste. Mit ökologischen Einwänden konnte ich da rein gar nichts bei ihr erreichen.

»Egal« war in so einem Zusammenhang einfach bis gestern keine denkbare Antwort gewesen.

»Egal« war neu. Es gab ab jetzt nicht nur letzte Male. Es gab auch erste Male.

Daniel und ich setzten uns jeweils an die gegenüberliegende Seite des Betts meiner Mutter, legten unsere Hände auf ihren ungewohnt schwachen Körper, und mit lauter und klarer Stimme sprach der Enkel seine Oma an. Das gefiel ihr. Er gefiel ihr sowieso. Und jetzt gerade mal wieder sehr.

Als wir noch zusammen in einem Haus gelebt hatten und meine Mutter noch nicht ganz so pflegebedürftig war, hatte Daniel manchmal ein paar Tage die Oma gehütet, sodass wir verreisen konnten. Anschließend hörten wir dann mehrere Wochen lang das Loblied auf den Enkel, der sich so dermaßen gut um sie gekümmert hatte, dass sie gar nicht aufhören konnte, das hervorzuheben. Ein paarmal war ich kurz davor, beleidigt zu sein, aber ich sah dann doch davon ab, weil es so einfach besser für uns war.

Auch als sie später im Altenheim lebte, war Daniel, der nur eine Autostunde entfernt wohnte, der Joker, der uns ermöglichte, mal frei von jeder Verantwortung gemeinsam eine kleine Urlaubsauszeit zu nehmen.

Das Lächeln, das im Krankenhaus plötzlich verschwunden

war, kehrte in homöopathischen Dosen zurück. Ein bisschen schief wohl, so ohne das Gebiss. Ohne Gebiss konnte meine Mutter nicht ganz so gut sprechen, aber da sie sich gern den Mund mit den Schaumstoffschwämmchen am Stiel – eine Art Lolli für die letzte Lebensphase – auswischen ließ, schien mir nicht sinnvoll, sie mit ihren künstlichen Zähnen zu quälen, zumal Essen nicht mehr auf dem Plan stand. Schon das Schlucken von Wasser schien schwierig. Im Krankenhaus hatte man mir reichlich von den Schwämmchen mitgegeben, und in ihrem Zimmer im Altenheim standen auch schon welche bereit.

Ein paar ihrer Lebensgeister kehrten aber zurück, als wir da zu dritt in dem Zimmer die neue Lage erkundeten. Und meine Mutter verlangte zu trinken. Stilles Wasser aus der Schnabeltasse. Derweil es in ihrem erhaben vorstehenden Bauch arg gluckerte.

Mittlerweile waren auch wir von den guten Pflegegeistern der Station liebevoll versorgt worden. Mit einer Kanne Kaffee, zwei Tellern bunt gemischter Kekse und Wasser. Was für eine wohltuende Geste. Ich fühlte mich so aufgehoben und unterstützt. Das kann nicht nur an den Keksen gelegen haben, es war die Haltung dahinter. Angehörige wurden hier gesehen und als Begleitung geschätzt.

Man liest und hört so viel Schreckliches über Altenheime. Meine Erfahrung ist: Es gibt auch so viel Gutes. Dabei waren wir nicht in einer Luxus-Residenz für Besserverdienende. Wir waren in einem ganz normalen Altenheim. Katholisch, das war meiner Mutter wichtig gewesen, mit wöchentlicher Messe im Haus. Das war ein unumstößlicher Termin, den sie für nichts anderes ausgelassen hätte.

Während der Enkel mit Oma redete und ihr über die Hände strich, besann ich mich darauf, wen ich wohl alles informieren sollte. Da gab es einige Cousinen und Cousins, die meine Mutter immer mal wieder besuchten, und noch zwei jüngere Brüder mit ihren Frauen. Bloß waren deren Telefonnummern bei uns nur im Festnetz gespeichert, und als ich an diesem Morgen, der mittlerweile Wochen entfernt schien, das Haus verlassen hatte, war mir nicht in den Sinn gekommen, vorsorglich mein Adressbuch mitzunehmen. Immerhin ließ sich ein Onkel im Telefonbuch finden, und ich bat darum, die Information an den anderen weiterzugeben. Auch eine Cousine konnte ich auf diesem Weg anrufen. Sie würde noch öfter mit ihrem Mann und mir bei meiner Mutter sitzen. Mutters Patenkind mit Mann gehörte zu den vielen ›treuen Seelen‹, wie Mutter ihre Besucher nannte. Noch viele von ihnen würden in den nächsten Tagen kommen und von ihr Abschied nehmen.

Bald erinnerte sich meine Mutter an ihr Anliegen vom Vormittag: die Krankenkommunion. Ich informierte die Pflegerinnen, die sich der Sache annehmen wollten.

Meine Mutter besann sich auf ihr Kämpfernaturell, das sie ihr ganzes Leben begleitet hatte, und als sie uns den gespendeten Kaffee trinken sah, befand sie das Wasser plötzlich als zu langweilig.

»Kaffee«, verlangte sie mit schwacher Stimme. Und um dem Nachdruck zu verleihen, ergänzte sie: »Kaffee macht wach.« Befriedigt angesichts dieser überzeugenden Argumentation schaute sie mich auffordernd und erwartungsvoll an. Wer hätte da schon ›Nein‹ sagen können.

Ich funktionierte die Schaumstoff-Lollis erst mal um und tunkte sie in Kaffee. Das war schon nicht schlecht.

Aber meine Mutter hatte weiterreichende Pläne: »Trinken.«

Ich besorgte eine zweite Schnabeltasse, und die nächsten Tage sollte der Nachmittagskaffee zum festen Ritual werden.

Immer mit der Erklärung: »Kaffee macht wach.« Und man will ja fit sein für seine Besucher.

Es fiel mir zunehmend schwer, mich zu erinnern, was mich an meiner Mutter früher manchmal gestört hatte. Hatte ich womöglich übersehen, wie goldig diese Frau war? Die Frage stellte ich mir in den nächsten Tagen immer öfter.

Gestärkt durch den Kaffee verfolgte meine Mutter nun ihr Anliegen in Sachen Krankenkommunion mit Nachdruck und Durchhaltevermögen.

Mehrmals ging ich zu den Pflegerinnen, die meine Mutter

zurecht noch nicht im akuten Sterbeprozess wahrgenommen hatten und daher keinen Eilbedarf sahen.

Allerdings kannten sie meine Mutter auch schon ein paar Jahre. Und daher leuchtete ihnen ein, dass Widerstand zwecklos wäre, wenn sie sich das jetzt als dringlich zu erreichen vorgenommen hatte. Sie versprachen, sich der Angelegenheit anzunehmen und den älteren Pastor zu rufen, der aufgrund starker Sehbehinderung mittlerweile selbst bei ihnen lebte.

Meine Mutter fragte beharrlich nach und ließ sich nur kurz ablenken, als ich ankündigen konnte, dass ihr anderer Enkel am nächsten Tag kommen werde. Er habe gerade einen Flug gebucht. Das freute sie. Aber so leicht würde sie jetzt nicht lockerlassen. Die Sache mit der Krankenkommunion war einfach zu wichtig.

Es war mittlerweile Abend geworden an diesem gefühlt unendlich langen Tag. Auf der Station kehrte Ruhe ein und der heiß ersehnte Pfarrer kam ins Zimmer meiner Mutter. Er tastete sich zu ihrem Bett vor und hatte die Krankensalbung mitgebracht. Also das, wovon wir alle ausgegangen waren, dass meine Mutter danach so dringlich verlangte. Ruhig und friedlich nahm sie die Segnung auf, wir beteten gemeinsam. Sie konnte noch ein wenig mit uns beten.

Als der Pastor sich zum Gehen anschickte, kam jedoch klarer Protest meiner Mutter. »Krankenkommunion.«

Der Pastor war verwirrt. Darauf war er nicht eingerichtet. Eine Hostie hatte er nicht dabei. Es war ja gar nicht zu erwarten, dass meine Mutter noch schlucken könnte.

»Krankenkommunion«, beharrte meine Mutter, nunmehr mit leichtem Unterton von Verzweiflung in der Stimme. »Krankenkommunion.«

Eines stand fest: Ich würde sie heute Nacht unmöglich allein hier lassen können ohne Krankenkommunion und zum Schlafen nach Hause fahren, was ich mit den Pflegerinnen überlegt hatte angesichts der Strecke, die vermutlich noch vor uns liegen würde.

Auch der Pastor mochte sich der sichtlichen Verzweiflung

meiner Mutter nicht entziehen. Er bat mich, ihn zur Tür zu bringen, wo er sich an den umlaufenden Wandgeländern haltend aufmachte, nochmals zurückzugehen, die Krankenkommunion zu holen und sie meiner Mutter zu verabreichen. Ich hatte vorgeschlagen, dass wir ihr ja wenigstens ein ganz kleines Stück davon abbrechen könnten. Das schien ein guter Plan.

Meine Mutter lag schweigend im Bett, wir saßen weiter jeder auf einer Seite. Auf dem Flur war es nun still. Das einzige Geräusch im Zimmer war das Gluckern im Bauch meiner Mutter.

Es dauerte eine Weile, bis der Pastor mit der Krankenkommunion zurückkam. Meine Mutter war erfreut.

Erneut sprach er einen Segen, nahm die Hostie und gab sie mir mit den Worten: »Machen Sie das mal. Ich seh das doch gar nicht.«

Also brach ich meiner Mutter ein winziges Stück von der Hostie ab und gab ihr ihre letzte Kommunion in den Mund, während der Pastor vorschlug, dass ich den Rest für meinen Sohn und mich teilen sollte.

Er konnte nicht wissen, was das für mich bedeutete. Es war einer dieser Gänsehautmomente, in denen Dinge an ihren Platz fallen, die bis dahin ein bisschen wuselig und ungeklärt im eigenen Bewusstsein herumgeschwirrt sind. Hier, am Sterbebett meiner Mutter, fand gerade eine Art Wiedergutmachung statt.

Als ich vor mehr als fünfundzwanzig Jahren als getrennt lebende Mutter mit neuem Partner und Ex-Mann an meiner Seite diesen Sohn zur Kommunion begleitete, wies mich ein ansonsten sympathischer Geistlicher darauf hin, dass es vielleicht nicht so passend sei, wenn ich mit zur Kommunion gehen würde angesichts meiner bekannten Lebenssituation. Er überließ das allerdings mir, er werde mir die Kommunion nicht verweigern, was er auch nicht tat.

Und nun stand hier ein Pastor und forderte mich auf, nicht nur meiner Mutter ihre letzte Kommunion zu erteilen, sondern dieses letzte Mal gemeinsam mit ihr zu dritt mit eben diesem Sohn zu zelebrieren.

Wie schön war das denn!

Meine Mutter ging sehr umsichtig mit ihrem Hostien-Bruchstück um. Sie wartete aufmerksam und andächtig, bis es gut eingespeichelt war, und schluckte es dann beherzt und erfolgreich hinunter. Sie war richtig stolz auf sich.

Operation geglückt.

Nach dem Pastor verabschiedete sich auch Daniel bis zum nächsten Tag. Meine Mutter dämmerte in den Schlaf hinüber. Eine Weile saß ich allein bei ihr und genoss die Stille, nur unterbrochen durch die Kaskaden von Glucksern in ihrem Bauch.

Was für ein Tag heute. Voll und rund. Eine Stimmung von Gelassenheit und Zufriedenheit, die mich selbst verwunderte. Ich mochte das. Meine Mutter strahlte auch nichts anderes aus, als dass alles so sein sollte.

Ich blieb noch etwas neben ihr sitzen und hing meinen Gedanken nach.

Schließlich verließ auch ich das mittlerweile dunkle Gebäude, in dem bis auf die Nachtschwester anscheinend alle schliefen. So hatte ich das Haus in all den Jahren noch nie erlebt. Ich kannte es nur tagsüber und voller Leben.

Ich würde die Nacht in meinem Bett verbringen und morgen früh wiederkommen.

TAG **ZWEI**

FAMILIENWOCHENENDE

Diesmal hatte ich mir den Wecker gestellt, und nach kurzer Morgentoilette brach ich wieder mit dem Kaffeebecher in der Haltevorrichtung und einem Frühstück auf dem Beifahrersitz ins Altenheim auf. Das Handy hatte ich keinen Moment aus meiner Nähe gelassen. Da es nicht geklingelt hatte, war offenbar keine wesentliche Änderung eingetreten. Trotzdem hätte ich keine Ruhe gehabt, erst mal zu frühstücken. Zeit dafür würde es im Laufe des Vormittags bestimmt noch genug geben.

Als ich ankam, lag meine Mutter genauso ruhig und friedlich im Bett wie am Vorabend, und ich setzte mich erst einmal still dazu. Sie war im Gegensatz zu mir immer so eine umtriebige Frau gewesen, während ich es manchmal genoss, einfach ruhig dazusitzen und zu mir zu kommen.

Dazu hatten wir gemeinsam eher wenig Gelegenheit gehabt, auch wenn es vor ihrem Umzug ins Altenheim schon manchmal besinnliche Teezeiten in meinen Arbeitspausen gegeben hatte. Im Sommer saßen wir dann mit unserem Tee in der altvertrauten Teekanne meiner Kindheit auf ihrem großen Balkon mit Blick auf den eigenen und die umliegenden Gärten, und über ein neu gebautes Haus hinweg konnten wir bis zur Grundschule sehen, die meine Kinder besucht hatten. Oder es gab Tee in ihrem Wohnzimmer, meine Mutter immer in dem elektrisch verstellbaren Fernsehsessel mit längst defekter Aufstehhilfe, der damals für ihren pflegebedürftigen Mann angeschafft worden war. Sie thronte auf ein paar zusätzlichen Kissen, während ich von einem anderen Sessel aus den Blick durch die bodentiefen Fenster ins Weite hatte. Ich genoss diesen Ausblick.

Anfangs, als sie noch nicht so pflegebedürftig war, waren meine spontanen Besuche für meine Mutter ein willkommener Anlass, ihre ständige Geschäftigkeit zu unterbrechen. Später musste sie sich wohl oder übel an die Notwendigkeit von Pausen gewöhnen, auch ohne Besuch, aber gern tat sie das nicht, so ohne für sie plausiblen Grund.

Diese ruhigen Teezeiten mit ihr hatte ich immer mehr zu schätzen gelernt. Nachdem ich anfangs oft die Pausen zu ihr verlegt hatte, damit sie nicht einsam war, wurde schließlich die Aussicht auf unsere kleine persönliche Teezeremonie auch für mich verlockend.

Und noch mehr genoss ich diese stillen Momente mit ihr hier in den letzten Tagen im Altenheim. Sie hatten für mich einen besonderen Zauber. Ich sah keinen Anlass, meine Mutter aus ihrer Ruhe zu reißen, und setzte mich einfach zu ihr. Frühstückszeit.

Eine Pflegerin trat ins Zimmer und weckte meine Mutter, sie musste umgelagert werden. Langsam kam sie zu sich, und als sie die aus dem Urlaub zurückgekehrte Frau erkannte, begann sie zu lächeln.

»Das ist meine liebste Schwester«, erklärte sie glücklich, und die so Gelobte lachte.

»Können Sie sich noch daran erinnern, was wir anfangs für Kämpfchen miteinander hatten? Bis wir uns so gut verstanden haben wie jetzt? Das haben wir doch wirklich gut hinbekommen«, scherzte sie mit meiner Mutter.

Also ich erinnerte mich sehr gut daran, ich war nämlich mal dabei gewesen und musste jetzt schmunzeln. Was war ich damals froh gewesen, als mir klar wurde, dass das Pflegepersonal hin und wieder mit der Sturheit meiner Mutter ähnlich überfordert war wie ich früher. Manchmal verzweifelte ich regelrecht daran, dass die besten Argumente nichts wert waren, wenn meine Mutter von etwas wirklich überzeugt war. Dann musste es auch ganz genauso sein, wie sie es sich in den Kopf gesetzt hatte, anders ging es nicht. Meine sonst oft so gutmütige und hilfsbereite Mutter ließ in solchen Momenten nicht mehr mit sich reden. Ich stand hilflos davor, und je hilfloser ich war, umso wütender wurde ich. Und je wütender ich wurde, umso mehr hatte ich das ungute Gefühl, dass das auch nicht in Ordnung wäre und ich irgendwie überreagierte.

Und nun stellte ich fest: Das ging auch anderen so. Es lag nicht nur an meiner persönlichen Beschränktheit. Das konnte einen schon aus der Fassung bringen. Ich war wirklich erleichtert.

Die jetzt so beliebte Pflegerin hatte ihr damals in Notwehr deutlich ihre Meinung gesagt, auch wenn meine Mutter sie nicht hatte hören wollen und nur ein bisschen bockig vor sich hingeschaut hatte. Aber zum Glück war sie nicht besonders nachtragend. Oft hatte sie Streitigkeiten schnell wieder vergessen und war gern bereit, miteinander da weiterzumachen, wo man vor dem Streit gestanden hatte. Hier war das offenbar auch so gewesen, denn immerhin war dieselbe Person jetzt zu ihrer Lieblingspflegekraft aufgestiegen.

Über Mutters Gesicht huschte ein Grinsen. Wer weiß, ob sie sich erinnert hatte, auf jeden Fall wirkte sie nun ziemlich wach. Nach der Umlagerungsprozedur, für die noch Unterstützung kam, blieben wir allein zurück.

Meine Mutter freute sich offensichtlich, mich zu sehen, und nahm die getränkten Schaumstoff-Lollis gern von mir an. Bis ihr wieder einfiel, dass sie doch lieber aus der Schnabeltasse trinken wollte. Wenn schon, denn schon.

Dadurch gestärkt kam sie auf das Thema vom Vortag zu sprechen: »Krankenkommunion.« Sie brauche die Krankenkommunion.

»Die hast du gestern schon bekommen«, erinnerte ich sie, aber meine Mutter war nicht überzeugt.

»Nein, die habe ich noch nicht bekommen. Ich brauche die

noch, die Krankenkommunion.« Ich erklärte ihr, dass der Altenheim-Pastor abends noch bei ihr gewesen war und wir uns zu dritt, mit Daniel, die Hostie geteilt hatten. Meine Mutter schaute sehr skeptisch. Sie verdächtigte mich vermutlich, dass ich sie anschwindelte, auch wenn sie sich keinen Reim darauf machen konnte, was ich damit bezweckte.

Aber im Moment war sie zu weiteren Diskussionen nicht fähig. Ermattet ließ sie ihre Augen zufallen. Das war jetzt viel Beschäftigung auf einmal gewesen. Sie ruhte.

Das war ein neues, mir unbekanntes Tempo. So angenehm geruhsam. Eigentlich war Mutter eher der ›Katastrophentyp‹ gewesen. Immer gab es irgendeine aufregende Katastrophe selbst zu erleben, zu berichten oder zu bestaunen. Ich kenne niemanden, der das Wort ›Katastrophe‹ so oft benutzt hat wie sie. Jetzt war alles so gemächlich. Sie würde bald sterben, und das war nun offenbar so gar keine Katastrophe. Ich staunte. Entweder es fehlte ihr die Kraft oder die Bereitschaft, sich aufzubäumen. Ob das halbe Jahr Warten auf das Ereignis die Vorbereitung gewesen war, die jetzt von Vorteil war?

Es klopfte an der Tür, Daniel war gekommen. Ohne seine Frau, die es sich bis zuletzt überlegt hatte, aber die ihre Angst vor dem Sterben nicht hatte bändigen können. Jedenfalls jetzt noch nicht. Daniel begrüßte seine Oma, die vorsichtig ein Auge öffnete, und setzte sich an den Platz vom Vortag. Ich fühlte mich so behaglich. Wie schön hier mit ihm zu sitzen.

Als meine Mutter so richtig realisiert hatte, dass Daniel jetzt auch da war, witterte sie erneut ihre Chance.

»Krankenkommunion«, wiederholte sie mit aller ihr noch zu Gebot stehenden Entschlossenheit. »Krankenkommunion.«

Sie hatte offenbar keinerlei Erinnerung an gestern. Dement war sie nie gewesen, nicht im Ansatz. Geistig hatte sie alles immer noch voll überblickt, nur der Körper machte einfach nicht mehr so mit. Jetzt schien sie die passende Stelle im Gehirn nicht finden zu können, an der dieser Moment von gestern Abend untergebracht war, bei dem ich solche Gänsehaut bekommen hatte. Das war auch neu, noch so ein erstes Mal.

Ich erklärte Daniel, dass ich sie nicht davon hatte überzeugen können, dass sie die lebens- oder vielmehr sterbenswichtige Krankenkommunion gestern bekommen hatte. Mit seiner kräftigen, ruhigen Stimme wiederholte der Enkel noch mal all das, was ich auch schon vorgebracht hatte, aber auf Anhieb wich ihre Skepsis nicht. Immerhin schafften wir es schließlich gemeinsam, mit jedem neuerlichen Durchgang unseres immer gleichen Berichts, dass sie sich beruhigte, und am Ende schien sie uns zu glauben. Sie ließ das Thema fallen. Ich weiß nicht, ob wir sie überzeugt haben, aber jedenfalls schien sie diese Sorge ab da nicht mehr zu quälen.

Es dauerte nicht lange, bis mein Mann dazu kam, der den Wochenendeinkauf übernommen hatte.

Das Familienwochenende konnte seinen Lauf nehmen. Am frühen Nachmittag war auch mit David zu rechnen, der aus der Schweiz anreisen wollte, mit Zwischenlandung in Hamburg, dann von Düsseldorf aus mit dem Zug und den Rest als Fußweg. Mutter freute sich, das zu hören. Die Familie würde heute zusammenkommen.

Meine Mutter war immer ein Familienmensch gewesen. Sie stammte aus einer großen Familie, die zusammenhielt und für sie so wichtig war, und sie hätte gern selbst mit meinem Vater eine größere Familie gehabt. Das hatte leider nicht geklappt, aber wenigstens ihre kleine Familie würde sich heute um sie versammeln.

Im Gegensatz zu ihrem desolaten Zustand im Krankenhaus blühte sie nun ein bisschen auf.

Sie, die als Älteste auf dem Bauernhof immer alle Fäden in der Hand gehabt hatte und deren zweiter und dritter Vorname Verantwortung und Kontrolle lauteten, hatte für heute offenbar einen Plan. Obwohl oder gerade weil sie so ersichtlich mit dem nahenden Tod im Reinen war, wollte sie alles noch einmal durchgehen und kontrollieren, ob es auf einem guten Weg sei. Das längst verkaufte Haus, für das wir unser jetziges Wohnhaus gekauft hatten, fiel ihr ein, und sie wollte wissen, wie es um das Haus stehe. Als ich es ihr erklärte, schien sie sich zu erinnern. Das Thema war damit abgehakt, es tauchte nicht wieder auf.

Im Gegensatz zu einem anderen Thema, das sie zwei Tage lang nicht losließ. »Da ist noch Geld auf meinem Taschengeldkonto. Nicht, dass das da bleibt. Hol das am besten gleich ab.«

Das war nun am Wochenende nicht möglich, aber ich versprach ihr, es am Montagmorgen sofort als Erstes zu erledigen.

Mutter war ganz unglücklich. Was für ein Tag denn jetzt sei, wollte sie mit schleppender Stimme und gerunzelter Stirn wissen.

Samstag.

Woraufhin sie jede halbe Stunde nachfragte, welchen Tag wir jetzt hätten. Und dann die enttäuschte Reaktion: »Immer noch Samstag?« Sie traute der Sache nicht. In ihrer Not wandte sie sich an ihren Enkel: »Daniel, erinnere du die Mama, die vergisst das.«

Eigentlich bin ich nicht dafür bekannt, dass ich unzuverlässig im Umgang mit Geld wäre, und meine Mutter hat da früher auch nie irgendwelche Bedenken gehabt. Aber jetzt schien ihr das ein solches Herzensanliegen, dass sie mir in ihrer Not echt leidtat. Beim nächsten Erscheinen einer der vertrauten Pflegerinnen berichtete ich ihr von der Bredouille meiner Mutter, und sie gab daraufhin ihr Bestes, sie zu beruhigen. Ihre Tochter werde auf jeden Fall das Taschengeld bekommen, da brauche sie sich ganz bestimmt keine Sorgen machen.

Mutter sah ein, dass sie an dieser Stelle nicht weiterkommen würde. Notgedrungen wandte sie sich einem anderen Thema zu. Sie wollte wissen, wo denn ihre Maria sei. Also das von ihrer Mutter als Gobelin gestickte Marienbild, das, seit ich mich erinnern kann, über dem Ehebett gehangen hatte und seit dem Umzug ins Altenheim neben ihrem Pflegebett. Ein Marienkopf unter einem blauen Schleier in einem Sechziger-Jahre-Bilderrahmen. Da ihr Bett umgestellt worden war, konnte sie das Bild nicht mehr sehen und vermisste es.

Das war nun der Einsatz für den besten aller Schwiegersöhne. Meine Mutter war immer sehr stolz auf ihre Familie, und dazu gehörte natürlich auch mein Mann. Mit einer Freundin befand sie sich geradezu in einem Wettbewerb darüber, wer den besseren Schwiegersohn hätte; beide Frauen waren von ihrem eigenen sehr überzeugt. Meine Mutter musste zwar zugeben, dass der andere Schwiegersohn auch sehr patent war, aber insgeheim war sie doch davon überzeugt, dass sie es schwiegersohnmäßig am besten getroffen hatte.

Der mutmaßlich beste Schwiegersohn bot ihr an, das Marienbild an die gegenüberliegende Wand zu hängen, und dann gleich so hoch, dass sie es im Liegen gut sehen könne.

Das ließ sich auch leicht umsetzen. Denn selbstverständlich hatte meine Mutter vor Jahren Handwerkszeug mit ins Altenheim genommen, da sie doch Selbstständigkeit so liebte, und daher fanden sich Hammer und Nägel in ihrem Nachttisch. Nachdem sie die Position abgesegnet hatte, schlug mein Mann den Nagel in die Wand und hängte das Bild auf. Über das Ergebnis war meine Mutter sichtlich begeistert. So gehörte das. Auch ihr Mann hatte seine letzten Wochen im Pflegebett mit Blick auf ein Madonnenrelief verbracht. Das war Tradition.

Wir beteten gleich mit ihr einige »Gegrüßet seist du Maria«, gelegentlich unterbrochen durch ein Vaterunser.

Ich habe nie zuvor so viele traditionelle Gebete gesprochen wie in dieser Zeit am Sterbebett meiner Mutter.

Ich war in der katholischen Kirche aufgewachsen, und das Ursulinen-Gymnasium hatte ich ausgesprochen gern besucht. Eine richtig gute Katholikin ist aus mir trotzdem nicht geworden. Dazu war mein Interesse an der Gemeinsamkeit der Religionen und spirituellen Traditionen viel zu groß, und jede einzelne Religion für sich kam mir ein bisschen eng vor.

Aber das hier war die Sterbebegleitung für meine Mutter, und zu meinem Erstaunen stellte ich fest, wie sehr ich die traditionellen Gebete plötzlich mochte. Fast wie ein Halteseil, an dem ich mich entlangtasten konnte, wenn ich gerade nicht recht weiter wusste. Eines der Gebete passte im Zweifelsfall immer.

Meiner Mutter taten die Gebete gut, das war klar. Für sie war die kirchliche Anbindung nicht etwas gewesen, das man formell beibehält, sondern ein wirklich zentraler Wert. Sie machte da nicht nur mit, weil es alle taten, auch wenn das für sie zeitlebens ein wichtiges Argument war. Dass alle das so machen oder dass niemand so unordentliche Rasenkanten hatte wie wir, das waren bei meiner Mutter beliebte Argumente, und ich persönlich konnte diese ›alle‹ und diesen ›niemand‹ irgendwann nicht mehr ausstehen.

Was die Religion betraf, da hatte ich auf jeden Fall den Eindruck, dass meine Mutter ganz fest auf das vertraute, was ihr als ihr Glaube mitgegeben worden war. Daraus hat sie immer wieder Kraft geschöpft. Das ging weit über ihre Anpassung an die Autorität von ›allen‹ oder ›niemandem‹ hinaus.

Je weniger sie sich aktiv an den Gebeten beteiligen konnte, umso mehr hatte ich das Bedürfnis, es für sie zu tun. Vor allem das Mariengebet habe ich immer wieder laut für sie gesprochen. Wusste ich doch, welche herausragende Rolle gerade die Marienverehrung in ihrem Leben gespielt hatte.

Ich habe dieser Verehrung übrigens meinen Vornamen zu verdanken. Auch wenn es letztlich ein Kompromiss wurde zwischen dem für meine Mutter einzig in Frage kommenden Frauennamen und dem Wunschnamen meines Vaters, der Annette war. Der Kompromiss, also ich jetzt, hieß dann Marianne.

Meine Mutter betete natürlich den Rosenkranz und pilgerte mit ihren Schwestern und später mit der Pfarrgemeinde – da sogar mit dem besten aller Schwiegersöhne – nach Lourdes.

Den größten Eindruck hat auf mich aber gemacht, was meine Mutter in der letzten Zeit der Pflege meines an Parkinson erkrankten Vaters berichtet hat, als sie vollkommen verzweifelt war, weil für sie ein Abgeben ihres Mannes ins Pflegeheim unvorstellbar und sie gleichzeitig am Ende ihrer Kräfte war. Dazu war sie im Krankenhaus noch mit der professionellen Einschätzung konfrontiert worden, dass sie das nicht mehr zu Hause begleiten könne. Das sei einfach nicht mehr möglich. Mein Mann und ich waren davon schon länger überzeugt, aber alle Versuche, auch nur über eine Tagesbetreuung nachzudenken, waren auf ihren erbitterten Widerstand gestoßen. Das wäre Abschieben, und Abschieben kam nicht infrage.

In dieser Notlage im Krankenhaus hatte sie erst eine Sozialarbeiterin getröstet, die sie weinend am Fenster hatte stehen sehen, und die ihr etwas von Pflegediensten und was man noch alles tun könnte gesagt hatte. So weit war meine Mutter da immerhin, dass darüber gesprochen werden durfte, ohne dass sie es gleich komplett abwimmelte wie bei unseren bisherigen Versuchen. Und dann sei sie in der Kirche gewesen, und die vertraute Marienstatue dort hätte plötzlich ganz rot leuchtende Augen gehabt und ihr ›wie zugezwinkert‹. Für meine Mutter war es das feste Versprechen, dass sie ihr helfen und alles doch noch gut ausgehen würde.

Meine Mutter war zwar manchmal etwas dramatisch in ihrer Art, aber niemals hatte sie zu Halluzinationen geneigt. Von daher beeindruckte mich ihre tiefe Sicherheit, die sie plötzlich empfand, und die sie über die verbleibenden knapp zwei Monate hinweg tragen würde. Tatsächlich fanden sich in der Folge eine Menge günstiger Fügungen ein, die man so nicht hätte erwarten können, und am Ende behielt sie recht. Mein Vater starb zu Hause, im Beisein von Frau, Tochter, Schwiegersohn und weiteren Verwandten.

Sein Pflegebett stand in dieser Zeit mitten im Wohnzimmer, der Tropf war am Kronleuchter aufgehängt, der seit der Eheschließung meiner Eltern in den Fünfzigerjahren ihr Wohnzimmer beleuchtete, und am Fußende hing die Maria an der Wand. Morgens und abends kam der Pflegedienst, ansonsten kümmerte sich meine Mutter. Ich begrenzte meine Berufsarbeit auf vormittags und war nach dem Mittagessen für den Rest des Tages bei meinen Eltern oder übernahm Besorgungen für sie. Es war eine intensive, erstaunlich lebendige Zeit, die ich nicht missen möchte.

Schon damals hat uns geholfen, dass es in der Familie eine gute Vorerfahrung mit dem Sterben gab. Über die letzten Stunden meiner Großmutter habe ich berührende Berichte gehört und werde später noch davon erzählen.

Meine Mutter sagte damals: »Wenn man das miterlebt hat, kann man sich vor dem Tod nicht mehr fürchten.«

Der Tod hatte also einen relativ guten Ruf in unserer Familie. Und er fand bei uns mitten im Leben statt, nicht irgendwo abseits von allem.

Ich bin in einer Zeit aufgewachsen, in der der Tod im Allgemeinen immer mehr zur Tabuzone wurde. Man starb im Krankenhaus, mit Sterben wollte man in der Öffentlichkeit nicht mehr so gern konfrontiert werden. Je weiter der Tod aus dem Leben entfernt wurde, umso bedrohlicher wurde er, so scheint mir das jedenfalls. Denn wenn wir mal ehrlich sind, dann ist uns allen klar, dass er auf uns und alle unsere Lieben zukommt, egal, wie sehr wir uns vor ihm verstecken wollen. Er findet uns. Ich bin so froh, dass ich aus der eigenen Familie noch etwas von der Tradition mitbekommen habe, bei der Sterben zum Leben gehört. Wir dürfen diese Zeit mit allen Sinnen erleben und allen Gefühlen, die dazu gehören. Mit allen!

Meine Eltern waren immer sehr gastfreundlich gewesen, hatten sich über Besuch gefreut und spontan vorbeikommende Bekannte in die Gartenlaube gelockt, auf ein großes Eis mit Sahne und Schokostreuseln oder ein Bier. Gäste waren immer gern gesehen.

Warum sollte sich das ändern, nur weil mein Vater im Sterben lag? Meine Mutter freute sich über jeden Besucher, und ich glaube, mein Vater freute sich auch. Es gab unerschöpfliche Vorräte an eingefrorenem selbst gebackenen Pflaumenkuchen in der Tiefkühltruhe im Keller und selbst gemachten Eierlikör dazu. In meiner Erinnerung sehe ich mich oft mit Gästen im Wohnzimmer am Sterbebett sitzen und Pflaumenkuchen mit Sprühsahne essen.

Mir fällt gerade eine meiner Lieblingsszenen aus dieser Zeit ein: Eine der Pflegerinnen war verzweifelt, weil sie einen Schlüsselbund mit wichtigen Schlüsseln verloren hatte. Von etlichen Leuten, die sie pflegte, hatte sie die Schlüssel, um in die Wohnungen zu gelangen. Einer davon gehörte zu einer Schließanlage, und wenn dieser Schlüssel verloren bliebe, das war ja gar nicht auszudenken. Die Pflegerin war wirklich in Not und tat uns entsprechend leid.

Das war ganz klar ein Einsatz für meine Mutter. Wusste sie doch genau, wer in solchen Fällen der Ansprechpartner war, der heilige Antonius nämlich. Und da sie immer schon gern Aufträge verteilt hatte – die Älteste vom Bauernhof, Sie erinnern sich – verteilte sie nun sogleich einen Auftrag.

Sie schüttelte meinen Vater, der zu der Zeit schon reglos und nicht mehr zum Sprechen oder Essen in der Lage auf seinem Pflegebett lag, und redete eindringlich auf ihn ein: »Hannes, du hast doch jetzt Zeit, sprich du doch mal mit dem heiligen Antonius, dass der sich um die Schlüssel kümmert. Die sind doch so wichtig!«

Höchstens eine Stunde später rief eine glückliche Pflegerin an. Sie hatte den Schlüsselbund im Auto im Spalt zwischen Tür und Fahrersitz gefunden. Sie bedankte sich aufrichtig und fand, meine Eltern müssten unbedingt sofort, noch vor ihrem nächsten Pflegeeinsatz, von der zeitnahen Gebetserfüllung erfahren. Natürlich hat meine Mutter es ihrem Mann sofort weitergesagt. Und ein weiteres Mal fühlte sie sich darin bestätigt, dass das mit dem Heiligen Antonius eine nahezu todsichere Sache war. Es war auch wirklich verblüffend, was der unter ihrer Vermittlung zuwege brachte.

Einmal hatte ich den kompletten Schlüsselbund irgendwo ums Haus herum verloren und es war kein gutes Gefühl, dass ein womöglich nicht so ehrlicher Finder damit ins Haus käme und auch noch Zugriff auf mein Auto hätte. Kaum hatte meine Mutter nach meinem Besuch bei ihr den Heiligen Antonius informiert, da kam ich auf die Idee, den Salbeibusch ein klein wenig zurückzuschneiden, was den Blick auf den offenbar dort aus meiner Tasche gefallenen Schlüsselbund freigab.

Oder noch verblüffender die Situation, als mein Mann jede Hoffnung aufgegeben hatte, seine Brieftasche mit Geld und sämtlichen Papieren wiederzufinden, aber trotzdem beim Altenheimbesuch meine Mutter um ihre Hilfe bat. Sie ließ sich die Antonius-Figur samt zugehörigem Gebetstext von ihrer

Kommode bringen, und während sie konzentriert, mit dem Antonius vor sich, das Gebet laut vorlas, schaute ich in das ungläubige Gesicht meines Mannes, der noch während des Gebets in einer ihm bis dahin unbekannten Tasche seiner neuen Jacke ganz unten am Saum etwas Hartes bemerkte, das sich bei näherer Überprüfung als seine Brieftasche herausstellte.

Vielleicht kann ein Neurobiologe das wissenschaftlich erklären, meiner Mutter reichte da jedenfalls ihr Glaube. Und wir waren immerhin durch die praktische Erfahrung in unserer wissenschaftlichen Weltsicht so weit erschüttert, dass wir besagten Antonius schließlich für alle Fälle mit zu uns nach Hause genommen haben, wo er jetzt neben dem Gips-Jesus steht, den ich von einer alten Tante geerbt habe, und der mich, weil ich früher oft bei ihr gewesen war, seit meiner Kindheit begleitet hatte. Die beiden wohnen jetzt gemeinsam auf einer Fensterbank im Hausflur.

Es war damals in den letzten Wochen meines Vaters bis zu seinem Tod alles unerwartet gut ausgegangen, mit hilfreichen Verwandten und guten Ärzten.

Und mit Blick auf die Madonna.

Der war für meine Mutter jetzt auch gesichert.

Die Maria hing etwa eine Viertelstunde an ihrem neuen Platz, als es klopfte und der andere Enkel im Zimmer erschien. Und das sollte für dieses Wochenende dann das neue Marienwunder für meine Mutter werden, an dem ihr Schwiegersohn einen großen Anteil hatte. Meine Mutter beschloss, dass das ein Wunder war, und also war es auch eins.

Unzählige Male bedankte sie sich an diesem Wochenende bei ihrem Schwiegersohn, der die Maria aufgehängt hatte, und dann sei dadurch gleich ihr Enkelsohn aus dem Ausland erschienen. Der Schwiegersohn habe die Familie damit zusammengebracht.

Meine Mutter war glücklich und ich auch. Wir leben ja alle etwas verstreut, und so ein Familienwochenende ist dann immer etwas Besonderes. Dieses war das Besonderste von allen.

Ich saß mit meinem Mann an einer Seite des Bettes, an der anderen die beiden Enkel. Das erste Mal in ihrem Leben wurde meine Mutter vierhändig gestreichelt. Und sie genoss es in vollen Zügen.

Oft hatte sie davon erzählt, dass sie sich als ältestes Kind auf dem Bauernhof so ungeliebt gefühlt habe. Sie hatte immer gedacht, dass sie keiner lieb habe. Deshalb war sie dazu übergegangen, ganz viel für andere zu tun, in der Hoffnung, dafür dann doch noch gemocht zu werden. Und nun lag sie einfach da und genoss. Vier Hände waren lieb zu ihr, ohne dass sie jetzt noch irgendetwas dafür tun musste.

Es waren für uns alle wohlige Momente. Jeder tat, was er gut konnte. Daniel mit seiner klaren Stimme, die die Oma am besten verstand, sprach sie immer mal wieder laut und jede einzelne Silbe betonend an, David hüllte sie mit seiner stillen Zärtlichkeit ein, mein eher zurückhaltender Mann verbreitete seine ansteckende Ruhe, und ich behielt den Überblick über die Situation und übernahm mehr oder weniger die Regie.

Man kann es nicht leugnen: Bei aller Verschiedenheit zwischen uns bin ich doch die Tochter meiner Mutter.

Wenn ich an diesen Tag zurückdenke, hat er viel von den Tagen, an denen wir am Sterbebett meines Vaters saßen und dort eine neue Art von ›normalem Leben‹ führten. Mit Lachen und Weinen, Erinnerungen und Besuch, Pflaumenkuchen und Eierlikör. Hier im Altenheim war es nun ganz ähnlich, nur ohne Eierlikör.

Passend dazu kamen an diesem Tag zwei Cousinen vorbei, die einen besonderen Draht zu meiner Mutter hatten. Die eine hatte sie hier oft mit ihrem Mann besucht, die andere war auch manchmal bei ihr gewesen und hatte uns damals beim Sterben meines Vaters bis zuletzt intensiv begleitet. Für mich, das Einzelkind, war das so eine Erleichterung gewesen, die immer vermisste Schwester wenigstens in Form einer Cousine als Unterstützung dabeizuhaben. Das hat mir so gutgetan und ich habe es nie vergessen.

Egal, von welcher Seite ich auf diesen Tag bei meiner Mutter blicke: Immer sehe ich einen schönen Tag mit Freundschaft, Nähe und Ausgesöhntsein.

Aus Büchern weiß ich, dass Sterben in Phasen verläuft. Fünf Phasen werde oft beschrieben: Nichtwahrhabenwollen, Zorn – warum ich? –, Verhandeln – kann ich nicht vorher wenigstens noch dieses oder jenes erleben? –, dann Depression und schließlich, zu guter Letzt, die Zustimmung.

Bei meiner Mutter war da vom ersten Moment an nur Zustimmung. Phasen des Haderns hatte sie anscheinend alle viel früher durchgemacht, weil sie andauernde Einschränkungen durch Krankheit nicht wahrhaben oder akzeptieren wollte. Als das Sterben anstand, gab es all diese Auflehnung nicht mehr. Es ging ja schließlich um etwas, das sie sich so lange gewünscht hatte. Und auch als es dann akut wurde, rückte sie nicht davon ab. Da war kein Zweifel spürbar und kein Wunsch, noch irgendetwas vorab zu erledigen, abgesehen von der Krankenkommunion zu Beginn, die sie bekommen hatte, und der Sicherstellung ihres letzten Geldes für ihre Familie.

Die Gäste, die sich an ihrem Sterbebett heute eingefunden hatten, bekamen Kaffee, der uns vom Haus vorbeigebracht worden war, und Kekse gab es auch noch reichlich. Meine Mutter nahm ihren Nachmittagskaffee zu sich und war nun wieder fit für eine kleine Ansprache vor einer größeren Zuhörerschar. Sie nahm ihre Danksagungen wieder auf, mit denen sie schon mehrfach begonnen hatte.

Es erinnerte mich an die Erzählungen über das Sterben meiner Oma, die morgens darum gebeten hatte, dass alle Kinder kommen sollten. Nach der Arbeit würde reichen, es war nicht Omas Art, Umstände zu machen. Als alle sechs Kinder samt Schwiegerkindern eingetroffen waren, soll Oma sich bei jedem Einzelnen bedankt haben und dann in ihrem Beisein friedlich eingeschlafen sein.

Das war heute Mutters Programmpunkt. »Ich bedanke mich bei meinem Schwiegersohn, der die Maria aufgehängt hat und damit die Familie zusammengebracht hat.« Es folgten Danksagungen an die Enkel, aber immer wieder schnurrte die

Litanei zurück zu dem Dank an den wunderbaren Schwiegersohn, der mit seiner Heldentat die Familie gerettet hatte. Mir fiel auf, dass ich in der Dankesrede den ganzen Tag über nicht vorkam.

Vielleicht gab es doch noch ein paar unausgesprochene Sachen, die im Wege standen. Einen kleinen Stich gab mir das schon. Aber die ganze Atmosphäre war so entspannt und harmonisch, dass ich mir schließlich lächelnd dachte: Alle diese wunderbaren Männer waren durch mich in ihr Leben gekommen, wenn das mal kein Kompliment war. Man kann die Dinge halt oft aus verschiedenen Warten sehen, und wenn es eine gibt, die wohltuender ist als die andere, warum dann nicht die nehmen?

Der Schwiegersohn mit der Maria blieb der Running Gag des Tages, auch nachdem die Cousinen wieder gegangen waren. Da mein Mann von uns allen derjenige ist, der mit übermäßigem Lob die meisten Probleme hat, entbehrte die Situation nicht der Komik. Manchmal kam meine Mutter nicht mal bis zur Danksagung an den jüngeren Enkel, schon begann wieder die Schleife mit dem Schwiegersohn.

Schließlich saßen wir alle nur noch lachend und glucksend ums Bett, während Daniel zu seinem Stiefvater sagte: »Ja, da musst du jetzt durch.«

Meine Mutter erinnerte sich wieder an das leidige Geldthema. Nachdem sie zum x-ten Mal enttäuscht zur Kenntnis genommen hatte, dass immer noch Samstag war, fiel ihr ein, dass sie noch Geld in einer Weste im Schrank hätte. Sie gab genaue Anweisungen, mit deren Hilfe tatsächlich in einer Tasche der beschriebenen Weste ein Fünfeuroschein gefunden wurde. Endlich kamen wir der Klärung des Finanziellen näher. Meine Mutter war sichtlich zufrieden. Dieses Geld sollten die Enkel an sich nehmen.

Es fiel der Beschluss, dass sie sich dafür in der Cafeteria Kuchen holen würden. Ein letztes Mal versorgte Oma, die dafür immer so gern zuständig gewesen war, ihre Enkel, die nun mit ihren Kuchentellern bei ihr am Bett saßen.

Ich selbst war früher ein Ausfall in Sachen Backen gewesen. Erst als wir schließlich auf dem Land lebten, entdeckte ich spätberufen noch das Backen und verarbeitete Pflaumen und Äpfel von den eigenen Obstbäumen blechweise zu Obstkuchen. Was nicht direkt verzehrt werden konnte, lagerte wie früher bei meiner Mutter in der Tiefkühltruhe und hielt bis zur neuen Obsternte vor.

Als die Kinder klein waren, war ich davon noch weit entfernt. Geburtstagskuchen für die Kinder stellte damals die Oma. Sie konnte viele sehr leckere Kuchen backen, für diesen Zweck musste es aber immer der Schokoladenkuchen mit gehackten Nüssen und grob gehackten Schokoladenstücken sein. Und natürlich Geburtstagskerzen obendrauf. Der Kuchen wurde zu ihrer Spezialität und gewann mit der Zeit an Höhe. Sie kam auf die Idee, ihn um eine zweite Etage zu ergänzen, auf die die Geburtstagskerzen kamen. Zeitweilig, als die Kinder noch jünger waren, gab es eine Phase mit einer Verzierung des Geburtstagskuchens aus bunten Smarties, später wechselte sie zu dezenteren Schokotalern.

Oma nahm noch einmal einen Kontrollgang durch die Familie vor. Nachdem das Schicksal des Hauses abgehakt war, ließ sie sich erklären, was ihre Enkel jetzt beruflich genau machen würden.

»Viel Glück, David«, grinste Daniel. Von theoretischer Physik hatte die Oma in ihrer Volksschulzeit noch nie etwas gehört, aber die Erklärungen des Enkels fielen offensichtlich zu ihrer Zufriedenheit aus. Sie speicherte ab: Die Enkel, die sie mitbetreut hatte, waren beide in Lohn und Brot, und sie musste sich keine Sorgen um sie machen.

Während wir so dasaßen und meine Mutter von all ihren Besonderheiten kleine Kostproben gab, und das so verblüffend undramatisch, als ob Sterben eine Selbstverständlichkeit wäre, kamen wir ins Geschichtenerzählen.

Weißt du noch? Was da und da genau passiert ist? Und was für lustige Wortschöpfungen Oma doch immer kreiert hat?

Wenn der ›Revisor‹ fürs Fernsehen, wie sie den Receiver nannte, mal wieder nicht funktionierte und der große Enkel ihn neu programmieren musste, oder wenn sie zur Agave-Feier ins Pfarrheim ging. Sie war ja nun mal Gartennärrin und Agaven gediehen bei ihr wie jede andere Pflanze sehr gut. Agavenpflanze und Agape-Feier im Pfarrheim nach der Abendmesse vermischten sich bei ihr ganz zwanglos.

Und als ihre Enkel schon vor Einführung der großen LAN-Partys anfingen, sich mit Freunden zu ›Netzwerknächten‹ zu treffen, da fand ein neues Wort in den Sprachgebrauch meiner Mutter: die ›Mehrzwecknacht‹ in Anlehnung an die benachbarte Mehrzweckhalle bei der Grundschule, in der Feste gefeiert wurden. Bereitwillig fuhr sie ihre Enkel mit ihrem Mazda zu so einer Mehrzwecknacht, wenn ich verhindert war. Die schweren Monitore und Tower konnten ihre Enkel ja schon selbst ins Auto und in die jeweiligen Wohnungen wuchten. Da wurden dann die Computer miteinander vernetzt, was manchmal Stunden dauerte, bis man sich dem eigentlichen Zweck der Mehrzwecknacht widmen konnte, nämlich dem gemeinsamen Computerspiel.

Während meine Mutter vor sich hindämmerte, ergingen wir uns in solchen Erinnerungen, bis sie wieder am Geschehen teilnahm.

Das kam uns ganz normal und natürlich vor, denn so kannten wir es schon lange. Meine Mutter war schwerhörig, und obwohl sie ausgezeichnete Hörgeräte hatte, war sie in Gesellschaft mehrerer Leute manchmal einfach überfordert, schaltete dann innerlich ab, schien es aber zu mögen, trotzdem dabei zu sein. Irgendwann raffte sie ihre Konzentration wieder zusammen und nahm erneut am Gespräch teil. Das war jetzt nicht viel anders.

Wenn sie gerade wieder mehr bei uns war, setzte sie ihre Danksagungen fort. Uns fiel dann auch ein, was sie alles für ihre Familie getan hatte, und die Dankeschöns huschten in beide Richtungen hin und her.

»Du hast doch auch so viel für uns gemacht«, erinnerte Daniel sie, wenn sie fassungslos war, dass wir uns um sie kümmerten, obwohl sie sich gar nicht mehr dafür revanchieren konnte.

Was nicht einmal stimmte. Denn dass wir diese Zeit auf diese Weise mit ihr verbringen konnten, das fühlte sich schon damals, nicht erst in der Rückschau, so kostbar an. Ein Geschenk, das bleiben würde. So viel kann ich heute mit Sicherheit sagen.

Immer mal wieder flossen bei uns die Tränen, während sie so gelassen und zufrieden da lag. Ich freute mich, dass meine Söhne weinen dürfen und nicht mehr aus der Generation stammen, in der das Frauensache war. Es waren keine verzweifelten Tränen. Lachen und Weinen lagen an diesem Tag ganz nah beieinander, die Grenzen verschwammen wie Aquarellfarben, die ineinanderfließen.

So leicht kann das also gehen. Hatten wir nicht mal die üblichen Mutter-Tochter-Probleme gehabt? War da nicht was gewesen? Irgendwo, Lichtjahre weit entfernt? Worum ging es da überhaupt? Und warum macht man sich das Leben eigentlich unnötig schwer? Während ich hier so saß, leuchtete mir gerade nichts mehr davon ein.

Noch eine letzte Sache klärte meine Mutter an diesem Tag. Ihr Kreuz. Wo war ihr Kreuz? Wir hatten Glück, David fand es auf Anhieb in der Schublade ihres Nachtschränkchens. Sie ließ sich ihre Kette mit dem Kreuz umlegen, umfasste es mit beiden Händen und würde es bis zuletzt nur noch loslassen, wenn irgendwelche Pflegehandgriffe das unbedingt erforderten.

Meine Mutter hatte keinen besonderen Sinn für Schmuck, im Gegensatz zu ihrem Mann, der ihr gern schöne Schmuckstücke geschenkt hatte. Die trug sie dann und war immer am Boden zerstört, wenn wieder etwas verloren gegangen war. Das meiste davon brachte ihr zwar der dafür zuständige heilige Antonius zurück, wenn sie zu ihm betete, aber immer klappte das auch nicht.

Ins Altenheim hatte sie nur noch wenig Schmuck mitgenommen, und das Wichtigste, das sie in den letzten Jahren täglich trug, war das Holzkreuz aus Olivenholz, das aus Bethlehem stammen sollte. Sie hatte sich riesig gefreut, als eine Studienkollegin ihres jüngeren Enkels es ihr geschickt hatte als Dankeschön für das alljährliche Paar bunter Wollsocken zu Weihnachten. Ich glaube, es war eines der schönsten Geschenke, die sie jemals bekommen hat. Sie trug es von Anfang an häufig, im Altenheim schließlich jeden Tag. Ohne das Kreuz fühlte sie sich zuletzt unvollständig. Es gehörte einfach zu ihr.

Mit dem Kreuz in der Hand nickte meine Mutter am Abend beruhigt ein. Es sah so aus, als ob unser Einsatz für diesen Tag zu seinem natürlichen Ende gekommen war.

Daniel machte sich als Erster auf den Weg. Er würde die mitgenommene Arbeit von Freitag noch erledigen müssen und es schien im Moment nicht wichtig, dass wir noch alle gemeinsam bei ihr saßen. Für heute schien das Kontaktbedürfnis meiner Mutter gesättigt. Sie zog sich in sich selbst zurück. Sie würde uns schon zeigen, wann sie uns brauchte und wann nicht.

Bald nach Daniel fuhren auch wir mit dem jüngeren Sohn in die Gegenrichtung nach Hause und ließen den Tag bei einem gemeinsamen Abendessen noch einmal Revue passieren.

In solchen Situationen fühlt es sich für mich so gut an, eine Familie zu haben. Und wenn ich keine hätte, dann hätte ich mir sicher stattdessen eine Wahlfamilie gesucht. Ich fühlte mich gerade gut aufgehoben.

TAG **DREI**

FAMILIENWOCHENENDE UND EIN ABSCHIED

Diesmal frühstückten wir gemeinsam mit David und überlegten, wie es weitergehen könnte.

Er stand kurz vor einem Umzug, das war ein nicht mehr verschiebbarer Termin. Es waren gerade sehr bewegte Zeiten. Er würde erst in drei Wochen am Donnerstag wieder herkommen können. Nach Möglichkeit würden wir die Beerdigung auf den Freitag legen, wenn das hinkäme. Entweder als Erd- oder Feuerbestattung, je nachdem, wie das zeitlich ausgehen würde. So wollte er es bei der Arbeit einplanen. Ich war so froh, dass er trotz seiner besonderen Lage sofort zur Stelle war, um den Abschied von meiner Mutter, seiner Oma, zu begleiten.

Und er war auch froh. Manches an ihm war ihr zwar unverständlich geblieben, ähnlich wie bei mir, aber das hinderte sie nicht daran, ihn vorbehaltlos zu unterstützen und ohne Wenn und Aber lieb zu haben. Auf ihre Enkel ließ Oma so gar nichts kommen, er konnte sich immer auf sie verlassen. David wusste, dass sie sterben wollte, und er gönnte es ihr. Es war schon in Ordnung so. Aber eben doch eine weitere Veränderung in einer Zeit ohnehin großer Umstellungen für ihn.

Gemeinsam fuhren wir ins Altenheim. Meine Mutter lag ruhig in ihrem Bett, alles schien unverändert.

Als sie uns bemerkte, freute sie sich, und gleich fiel ihr

wieder das Herzensanliegen mit ihrem Taschengeld ein. Welchen Tag wir heute hätten? Immerhin Sonntag, aber leider nicht Montag.

»Ach, immer noch nicht?« Meine Mutter war etwas enttäuscht. Darüber konnte sie im ersten Moment nicht einmal hinwegtrösten, dass ihr Enkel wieder mitgekommen war. Normalerweise wäre ihr das viel wichtiger gewesen als Geld, aber offensichtlich war es für sie absolut dringlich, alle ihre Angelegenheiten gut geordnet zurückzulassen.

»Wir bekommen das schon hin, Mama.«

Sie war so rührend, wie sie da lag und als gute Mutter noch immer partout für alle sorgen wollte.

Mit etwas Mühe kam sie über ihre Enttäuschung hinweg und fand wieder in die friedliche Stimmung hinein, mit der sie mich in diesen Tagen so verblüffte.

Wir saßen an den gewohnten Plätzen um sie herum, und ich versorgte sie mit Wasser aus der Schnabeltasse, was ihr immer noch besser gefiel als die feuchten Lollis.

David hielt ihre Hand und streichelte sie, während mein Mann ein weiteres Mal das Loblied seiner Heldentat mit der Maria an ihrem neuen Platz hörte und dem dadurch zustande gekommenen Marienwunder vom Vortag.

Bald kam auch der andere Enkel und nahm seinen Platz am Bett ein. Wie schnell man neue Gewohnheiten findet, wir haben tatsächlich in der ganzen Zeit nie die Plätze gewechselt. Der große Bruder rückte wohl etwas für den jüngeren beiseite, der anders als er nur an diesem Wochenende dabei sein konnte, aber die Bettseiten wurden strikt eingehalten.

Das würde nun der letzte Tag sein, den es in dieser Zusammenstellung als Familie geben würde. Der letzte Tag meiner Mutter mit Tochter, Schwiegersohn und beiden Enkeln. Wir wussten es alle. Ich glaube, sie hat es genossen, so habe ich das auf jeden Fall empfunden. All ihr früher übliches Sorgenmachen, ihr Vorausdenken, ihre antrainierte Kontrolle schienen von ihr abzufallen, mit Ausnahme des Geldthemas, das sie an diesem Nachmittag aber schließlich doch wieder vergaß. Ein letztes Mal hatte sie uns alle vier um sich herum, noch einmal gab es vierhändiges Streicheln, und weiter musste man jetzt nicht denken.

Ich erinnerte mich an ein Spiel aus meiner frühen Kindheit, wenn ich bei schlechtem Wetter allein zu Hause war. Das war selten, früher spielte sich Kindheit auf dem Dorf mit anderen Dorfkindern weitgehend draußen ab, einen Kindergarten hatten wir noch gar nicht.

Meine Mutter saß wie so oft an der Nähmaschine und ich durfte ihr ›die Haare machen‹. Da wurden Lockenwickler kreuz und quer im Haar verteilt und mit den kleinen Nylon-Nadeln festgezurrt, danach wurde alles wieder schön ausgekämmt. Meine Mutter schien jedes Mal Freude daran zu haben, wenn ich sie fragte, ob ich das dürfe. Ich durfte immer. Sie wirkte so wohlig entspannt, während ich in ihren Haaren spielte. Fast hätte man meinen können, sie schnurrt, aber das war wohl nur das Geräusch der Nähmaschine. Meine Mutter mochte diese Nähe gern.

Sie war gelernte Schneiderin und die Nähmaschine, anfangs noch eine alte gusseiserne Singer mit Tretantrieb, später ihre elektrischen Nachfolger, gehörten für mich seit frühester Kindheit zu meiner Mutter. Wenn sie auf dem ausrangierten alten Küchentisch in ihrem Nähzimmer zuschnitt, durfte sie nicht angesprochen werden, das hatte ich schnell begriffen. Denn ein falscher Schnitt aus Unkonzentriertheit hätte den Stoff ruiniert. Eine Katastrophe wäre das gewesen, ganz besonders in den Stoßzeiten vor dem Schützenfest, wenn die ausgewählten Stoffe teurer waren als gewöhnlich und die Termine drängten. Ich kann mich nicht erinnern, dass die Katastrophe jemals eingetreten wäre. Vor Schützenfesten, die glücklicherweise in unserem Dorf nur alle drei Jahre stattfanden, gab es immer eine heiße Phase, in der meine Mutter punktgenau Festtagskleider und Änderungen fertigzustellen hatte, und da saß sie nicht selten bis Mitternacht an der Nähmaschine. Sie überstand diese Zeiten mit einer eigenwilligen Mischung aus Coca-Cola und

Spalt-Tabletten, und in seltenen Fällen wurde ich in den Dorfladen geschickt, um den Cocktail mit ›Klosterfrau Melissengeist‹ zu ergänzen. Es war das einzige alkoholische Getränk, das ich meine Mutter abseits von Besuch und Festlichkeiten jemals zu sich nehmen sah.

Bis weit in die Grundschulzeit hinein wurde meine gesamte Kleidung von meiner Mutter genäht. Immer mit Zugabe in den Seitennähten, denn nach mir trug eine Cousine die Sachen, die etwas kräftiger war. Die Kleidung wurde ihr mittels der Stoffzugabe angepasst, um anschließend für die nächstjüngere Cousine wieder enger genäht zu werden. Bei Ferienbesuchen inspizierten die Cousinen vorsorglich meinen Kleiderschrank, um zu sehen, was demnächst auf sie zukäme. In ihren Augen attraktive Stücke weckten die Hoffnung, dass sie mir bald schon zu klein würden. Tatsächlich wuchs ich sehr schnell.

Das alles ging so lange gut, bis die Minirock-Mode auch in unserem beschaulichen Dorf Einzug hielt und sich die Kämpfe über Rocklängen über mehrere Runden erstreckten – mit Kürzung auf dringendes Verlangen der mittlerweile jugendlichen Tochter und von der Mutter fälschlich für unauffällig gehaltenen Rockverlängerungen über Nacht – bis sich schließlich die Ladenkette ›C&A‹ als Alternative zur Rettung des Familienfriedens anbot.

Für Reparaturarbeiten jeder Art und findiges Stoffrecycling war meine Mutter aber bis zu ihrem Umzug ins Altenheim immer noch unschlagbar gewesen. Noch heute verwenden wir Sitzkissen für unsere Gartenmöbel aus Nesselstoff, aus dem sie uns zuvor Gardinen für eine Fensterfront genäht hatte.

Meine Mutter hatte ein arbeitsreiches Leben hinter sich, und jetzt, in ihren letzten Tagen, entdeckte sie noch etwas Neues: das Nichtstun. Annehmen statt geben. Es war ihr nicht von Anfang an geheuer, aber schließlich ergab sie sich der Verlockung.

Während wir jetzt hier um sie herumsaßen, richtete ich ihr Grüße aus, und sie bemühte sich, zu verstehen. Es fiel ihr zunehmend schwer, sich an alle zu erinnern, die gerade an sie dachten. Bei manchen Namen stutzte sie, bis ihr irgendetwas zu der Person einfiel und sie einen Bezug dazu fand.

»Ah, der ist es.« Dann trat ein angedeutetes Lächeln auf ihr Gesicht. Jeder Gruß freute sie.

Die Pflegerinnen erschienen regelmäßig, um meine Mutter neu zu lagern. Wenn eine von ihnen sie erstmals in ihrer neuen Lage sah, gab es eine besonders herzliche Begrüßung. Das, was ich hier bemerkte, war mehr als Dienst nach Vorschrift. Ich hatte zunehmend den Verdacht: Da war Liebe mit im Spiel. Ein großes Wort. Aber ja, so habe ich das empfunden.

An diesem Tag hatten wir immer wieder ruhige Phasen an ihrem Bett. Wenn keine Pflegetätigkeit anlag, meine Mutter ihren Kaffee getrunken hatte mit den Worten: »Kaffee macht wach«, und ihre Sorge ums Taschengeld zeitweilig vergaß, lag sie einfach still da, und wir saßen schweigend dabei oder unterhielten uns leise über das, was uns gerade beschäftigte.

Später las ich in einem Buch über das Sterben, dass es täuschen kann, wenn der Sterbende still da liegt, und das nicht heißen muss, dass alles in ihm so friedlich ist, wie es den Anschein hat. Es können innere Kämpfe stattfinden, die nicht bis nach außen dringen.

Ich habe wirklich darüber nachgedacht, ob ich etwas übersehen habe, aber ich finde dafür keine Anhaltspunkte. Zumal meine Mutter anfangs noch gar nicht medikamentös so weit ruhiggestellt war, dass sie sich nicht mehr zum Ausdruck hätte bringen können. Ich habe für mich einfach die Erfahrung mitgenommen, dass Sterben auch friedlich und versöhnt möglich ist. Anders kann ich mir überhaupt nicht erklären, wie dieser Tag weiter verlaufen ist.

An ihrem letzten Tag mit David war meiner Mutter wichtig, nochmals zu sagen, wie gern sie jetzt gehen wolle. Und wie es ihre Art war, verteilte sie Aufträge; nicht jedem den gleichen, sondern auf die jeweiligen Fähigkeiten zugeschnitten.

Daniel war Spezialist für das Retten und immer wieder Neuprogrammieren ihres alten Telefons gewesen, dem einzigen, mit dem meine Mutter zurechtkam. Es hatte glücklicherweise bis zuletzt durchgehalten.

In vollkommen ernstem Ton fragte sie ihn: »Daniel, kannst du nicht mal für mich da oben anrufen? Dass die mich da reinlassen?«

Der andere Enkel war früher Messdiener gewesen.

»David, kannst du nicht dafür beten, dass die mir die Tür da oben aufmachen?«, bat sie ihn.

David versprach es mit weicher Stimme. Das würde er machen. Ganz bestimmt. Er war zwar nicht mehr im Training, aber an diesem Wochenende betete auch er mit ihr, und per WhatsApp erfuhr ich in den nächsten Tagen, dass er fleißig seinen Auftrag erfüllte.

Was ich natürlich meiner Mutter weitergab, die sich darüber freute. Auf ihre Enkel war eben Verlass. Genauso, wie auf die Oma immer Verlass gewesen war.

Je weiter der Nachmittag voranschritt, umso bewusster wurde mir, dass sich gleich mein jüngerer Sohn von seiner Großmutter auf immer verabschieden müsste. Er würde sie nicht noch einmal wiedersehen und telefonieren war nicht mehr möglich. Über das Telefon hatte sie ihn schon in den letzten Wochen nicht verstehen können. Es würde ein Abschied für immer sein.

Die bevorstehende Trennung hing wie eine dicke graue Wolke über uns, die sich demnächst zu Regen verflüssigen musste. Lange würde sich das nicht mehr aufhalten lassen. Alle vier hielten wir meine Mutter und bereiteten sie darauf vor, dass ich David gleich zum Bahnhof bringen müsse, damit er rechtzeitig zum Flughafen käme.

Während mir dieses Wissen zusetzte, war meine Mutter ähnlich gefasst wie damals, als sie ihr Haus, an dem sie so gehangen hatte, endgültig verließ. Von ihrer Seite gab es überhaupt nichts Sentimentales und schon gar keine Beschwörung von Katastrophen. Hier lag meine Mutter, die ich offenbar früher ziemlich verkannt hatte, auf ihrem Sterbebett und zeigte mit absoluter Entschlossenheit, dass sie für ihre Enkel alles, aber auch wirklich alles tun würde. Sie machte David den Abschied leicht.

Mit der gesammelten Konzentration, die sie noch aufbieten konnte, gab sie ihm ihren Segen mit auf seinen weiteren Weg. Sie konnte an diesem Tag noch in ganzen Sätzen sprechen, wenn es ihr wichtig war, und das tat sie nun. Sie stellte ihren jüngeren Enkel mit ihren letzten Worten an ihn unter den Schutz der Gottesmutter, die ihr Leben begleitet hatte. Er solle von ihr behütet sein. Maria würde in Zukunft, wo sie selbst es nicht mehr konnte, ihr Enkelkind beschützen und begleiten.

Das war die letzte regelrechte Ansprache, die meine Mutter in ihrem Leben gehalten hat. Sie hat ihrem Enkel ein Vermächtnis mitgegeben, das mir die Tränen in die Augen trieb. Ich konnte kaum fassen, in welcher Abgeklärtheit sie da sprach.

Ich erkannte sie nicht wieder. Das war die großartigste Version meiner Mutter, die ich jemals erlebt hatte. So konnte sie auch sein. Ein spätes Erkennen.

So wie sie damals, beim Tod ihres Mannes, zu mir gesagt hatte: »Ich wusste gar nicht, dass du so sein kannst.«

Weil sie mich in dieser Zärtlichkeit und Zugewandtheit noch nie zuvor erlebt hatte, dazu war unser Verhältnis damals zu kompliziert. Aber am Sterbetag ihres Mannes trat diese Seite ihrer Tochter offenbar so deutlich zutage, dass sie diesen Satz mit großem Erstaunen zu mir sagte. Meine Mutter und ich, wir sind offenbar Menschen, die im Angesicht des Todes gern mal über sich hinauswachsen.

Mit aller Zärtlichkeit, zu der er fähig war, sagte David: »Ich hab dich lieb, Oma«, und umarmte sie ein letztes Mal. Er versprach ihr, für sie zu beten. Dann verabschiedete er sich, umarmte Bruder und Stiefvater und ging mit mir zum Auto.

Die Tränen liefen ihm über das Gesicht und ich weinte mit ihm. Ich fuhr ihn den kurzen Weg zum Bahnhof und trotz der Tränen waren wir uns einig, was für ein besonderes Wochenende wir miteinander erlebt hatten. Es waren gute Tränen. Alles war gut. Wir waren froh, diese Zeit gemeinsam mit Mutter und Oma verbracht zu haben.

Als ich mich von David am Bahnhof verabschiedete, war klar, dass wir uns zur Beerdigung wiedersehen und bis dahin telefonieren würden.

An diesem Tag wünschte ich mir, wir würden als Familie näher zusammenwohnen. Und doch war alles richtig so.

Ich selbst wäre als junger Mensch so gern ›in die Welt hinaus gegangen‹, aber das Leben hatte in meinem Fall anders entschieden, und meine Mutter hatte daran mitgewirkt.

Ich war neugierig und wollte die Welt sehen, und als sich eine Gelegenheit dazu auftat, erklärte sie mir, dass mein Vater damit nicht zurechtkommen würde, wenn ich so weit weg wäre. Das war nicht ganz abwegig, aber vielleicht war es auch mehr ihre Sache, dass das nicht infrage kam. Jedenfalls war sie die Überbringerin der schlechten Nachricht. Es fühlte sich wie eine verpasste Chance an.

Es war immer meine Mutter gewesen, die das nach außen hin vertrat, dass ich so oft wie möglich bei ihnen sein sollte, damit sie sich als Familie fühlen könnten. Das galt auch für Abende, an denen sich die pubertierende Tochter lieber in ihr Zimmer zurückgezogen hätte. Der Versuch, mich eng bei sich zu behalten, hatte verhindert, dass ich freiwillig Zeit mit meinen Eltern verbringen konnte, weil es ja immer schon als Forderung im Raum stand. Ich schätze, wir haben es uns da wirklich kompliziert gemacht. Wie gut, dass wir auf den letzten gemeinsam gegangenen Metern diese Verwicklung noch entwirren konnten.

Jetzt stellte ich fest, wie sehr ich es genoss, mit diesem Gefühl von Freiwilligkeit bei meiner Mutter zu sein. Mit ihrer neuen Gelassenheit und ohne Forderungen schaffte sie es, dass ich gern und sogar noch jeden Tag lieber zu ihr ans Sterbebett kam. Jeden einzelnen Moment saß ich hier völlig freiwillig und mit Freude bei ihr. Ich glaube, das hatten wir uns beide immer schon gewünscht.

Für mich war nie infrage gekommen, dass es meinen Kindern mal genauso gehen sollte wie mir damals. Da war ich wie meine Eltern, die auf ihre Art ebenso wollten, dass ihre Tochter es mal besser hat als sie. In vieler Hinsicht hatte ich das auch, dafür haben sie eine Menge gegeben. Für mich stand fest, ich würde keine Miene verziehen, wenn gute Gründe meine Söhne in die Ferne ziehen sollten. Ich würde sie die Möglichkeiten nutzen lassen, die ihnen geboten würden. Das hier war der Preis. Ich war einverstanden.

Das Leben hatte entschieden, dass ich meine guten Absichten auch unter Beweis stellen konnte. Ich würde jetzt nicht schlappmachen. Auf gar keinen Fall.

Als ich in das Altenheim zurückkam, war die Stimmung friedlich und entspannt. Mein Mann und Daniel saßen am Bett meiner Mutter und unterhielten sich. Sie lag mit geschlossenen Augen da und bot ein Bild von Frieden und Stille. Sie hatte ein weiteres Stück Weg geschafft. Abschied von einer der verbliebenen wichtigsten Personen in ihrem Leben zu nehmen, und offenbar war für sie alles in Ordnung.

Bald verabschiedete sich auch Daniel, aber nicht für immer, denn er würde in den nächsten Tagen wiederkommen. Für heute war alles gesagt und getan.

Ich saß noch eine Weile mit meinem Mann bei meiner Mutter und genoss die Atmosphäre um sie herum. Dann überließen wir sie ihrer friedlichen Ruhe und machten einen Abendspaziergang durch den Wald.

Alles fühlte sich intensiv an. Alles war auf eine merkwürdige Weise gut.

TAG **VIER**

VIEL BESUCH UND EINE ÜBERRASCHUNG

Diesmal fuhr ich wieder allein ins Altenheim, mit meinem Frühstück dabei. Es zog mich morgens so schnell wie möglich dorthin.

Mit etwas Herzklopfen ging ich zügigen Schrittes durch die Flure zum Zimmer meiner Mutter, gespannt, was mich dort heute erwarten würde. Die Lage sah unverändert aus. Mutter lag mit geschlossenen Augen da und ruhte. Ich atmete tief durch und entspannte mich wieder. Also konnte ich mich zunächst um ihr Herzensanliegen kümmern und ihr Taschengeld abholen.

Das Büro war für mich ein Ort guter Gefühle. Die Sachbearbeiterin kümmerte sich nicht nur um Sachen, sondern auch um die zugehörigen Menschen. Sie hatte ein Herz für die Bewohner und ebenso für deren Angehörige. Schon mehrfach hatte sie mir aus der Klemme geholfen, wenn ich nicht weiter wusste. Immer mit gutem Rat und auch mal der Bereitschaft, Dinge zu erledigen, die sie eigentlich gar nicht tun musste. Aber das machte sie halt schon mal.

Sie schaute nach und stellte fest, dass meine Mutter noch reichlich Geld auf ihrem Taschengeldkonto hatte.

»Oh, sogar mehr als ich Ihnen jetzt gern auszahlen würde, wer weiß, was heute noch anliegt. Aber Sie bekommen das Geld später auf jeden Fall, wenn Sie die Rechnung des Bestatters vorlegen. Das ist überhaupt kein Problem.«

Mutters Taschengeld war auf jeden Fall gerettet.

Wir kamen überein, dass sie mir einen kleinen Betrag auszahlen würde, den ich meiner Mutter zeigen könnte, und damit wäre sie bestimmt beruhigt.

Der Plan ging auf. Als ich in ihr Zimmer zurückkehrte, öffnete sie die Augen und strahlte mich an. Für das Geld, das ich ihr als Beweis in ihr Blickfeld hielt, interessierte sie sich heute gar nicht mehr sonderlich, freute sich aber, dass alles geregelt wäre.

»Du bist ein Wunderkind«, erklärte meine Mutter nachdrücklich. »Du verwöhnst mich so.«

Heute war ich offenbar dran mit Komplimenten und Danksagungen. Na gut, ich war auch erst mal allein da, aber ihr Strahlen dazu wirkte sehr überzeugend und zauberte mir ein Lächeln auf das Gesicht.

Ich war ja nicht immer von mir überzeugt. Eigentlich verbrachte ich sogar einen beträchtlichen Teil meiner Zeit damit, an mir zu zweifeln. Aber in diesem Moment glaubte ich ihr einfach, dass ich eine ganz wundervolle Tochter wäre.

Ich saß bei ihr, gab ihr aus der Schnabeltasse zu trinken und erzählte ihr, dass David gut nach Hause gekommen war und für sie beten würde. Das habe er mir extra geschrieben.

Eine Pflegerin kam herein, lagerte meine Mutter um und erklärte mir, woran ich erkennen könne, wenn der Sterbeprozess deutlich vorangeschritten wäre. Ich glaube, es ging um Hautveränderungen, die ich aber die ganze Zeit über nie wahrgenommen habe. Trotzdem war es gut, Informationen zu bekommen und vom Wissen der Pflegerinnen zu profitieren. Die meisten interessierten sich umgekehrt auch für meine Beobachtungen. Es war ein schöner Austausch. Und über alles konnte im Beisein meiner Mutter offen geredet werden, die nicht nur wusste, was auf sie zukam, sondern genau das sogar wollte.

Ich habe nie daran geglaubt, dass es sinnvoll ist, in engen Beziehungen etwas verschweigen zu wollen. Allein schon deshalb, weil ich nicht glaube, dass es funktioniert. Man merkt ja meistens doch, dass etwas nicht stimmt. Auch wenn man nicht weiß, was es ist.

Als junge Gutachterin habe ich noch miterlebt, dass Kinder nicht darüber aufgeklärt wurden, dass sie Adoptivkinder sind. Ich fand immer, das macht die Sache überhaupt erst schlimm. Wenn es völlig okay ist, Adoptivkind zu sein, dann kann man auch offen darüber reden. Wenn man es nicht tut, muss wohl irgendetwas daran verkehrt sein, weshalb man es lieber verschweigt. Ein Makel, von dem keiner wissen soll. Und eines Tages muss man dann doch damit herausrücken – was für ein Vertrauensverlust für die Adoptierten zu ihren nun ›nur noch‹ Adoptiveltern. Das empfiehlt heute glücklicherweise niemand mehr. Wie viel schöner, wenn man erfährt, dass die Menschen, die einen begleiten, einen bewusst ausgesucht haben und zu einem stehen, nachdem die leiblichen Eltern es aus irgendeinem Grund nicht konnten. Das ist doch auch eine schöne Geschichte. Die muss man gar nicht verstecken.

Genauso wenig glaube ich daran, dass man seinen Kindern viel vormachen kann, wenn die Paarbeziehung längst gescheitert ist, und es reicht, irgendwie die äußere Form zu wahren. Das, was man dann vorlebt, das soll dann Liebe sein, und das werden sich die Kinder dann künftig unter Liebe vorstellen? Die Wahrheit, die erst wehtut, aber dann neue Wege öffnet, war für mich damals die bessere Wahl.

In dem Buch der Bestatterin Susanne Jung ›Besser leben mit dem Tod‹ beschreibt sie, wie es war, am Sterbebett ihrer Mutter die Wahrheit verschweigen zu sollen:

Erst einen Tag vor deren Tod erfährt sie, dass ihre Mutter krebskrank ist. Nur ihr Vater hatte schon lange davon gewusst und es niemandem gesagt, auch nicht seiner Frau. Als sie zu ihrer sterbenden Mutter fährt, hat sie die Anweisung im Gepäck, nicht darüber zu sprechen, aus Sorge, die Mutter werde es nicht verkraften. Als ihre Mutter sie dann fragt, ob sie nun sterbe, verneint die Tochter wider besseren Wissens, und ein letzter Moment der Intimität wird durch eine Lüge unmöglich gemacht. Die Tochter leidet lange darunter und wird schließlich

Bestatterin. Eine, die es anders macht. Manchmal muss man eine ungute Variante erlebt haben, um einen besseren Weg zu erkennen.

Meine Mutter hatte gewählt, bewusst zu sterben, und ich war so froh darüber. Damit fühlte ich mich wohler und sie anscheinend auch. Das war die Brücke, über die wir eine Nähe erleben konnten, die wir vorher noch nie so unverstellt hinbekommen hatten. Wir lebten tatsächlich gerade besser mit dem Tod. Dass sie wusste, dass sie sterben würde, machte sie ja mehr als deutlich.

Auch mein Vater hatte es gewusst. Er starb im Februar nach langer Parkinson-Erkrankung. Im November sagte er meiner Mutter und mir in etwas vorsichtigen Worten, das sei nicht so einfach, wenn man ›alles abgeben‹ müsse. Da hatte er sich darauf eingestellt, dass sein Leben zu Ende gehen würde. Die Ärzte machten noch mal Hoffnung, er kam ein weiteres Mal in die Klinik, in der er immer wieder sehr gut medikamentös eingestellt worden war. Er war gleich bereit, wirkte erfreut, einen Aufschub würde er schon noch mitnehmen. Aber die Erhöhung der Medikamente führte zu Halluzinationen: Erinnerungen an Kriegszeiten schienen ihn zu überfluten. Aus den Zimmerecken sah er feindliche Truppen auf sich zukommen, wenn ich ihn richtig verstanden habe. Mein Vater war mit achtzehn oder neunzehn Jahren für den Kriegsdienst eingezogen worden und mit achtundzwanzig aus der Gefangenschaft zurückgekehrt. Er hat, wie alle damals, nicht viel darüber gesprochen. Aber einmal zeigte er mir ein Foto von einer Gruppe junger Männer, vielleicht um die zwanzig junge Leute, die fröhlich aus dem Foto lächeln wie bei einem Klassenausflug.

Und dann sagte er: »Ich bin der Einzige, der von denen noch lebt.«

Mehr habe ich nie erfahren. Ich weiß nicht, warum ich nicht nachgefragt habe. Es war, als hätten wir damals alle instinktiv gewusst, dass es ein unkalkulierbares Risiko war, an dieses

Trauma zu rühren. Und dann, in dieser letzten Lebensphase, schien die Kriegserfahrung ihn noch einmal einzuholen, und er litt schwer unter diesen unkontrollierbaren Halluzinationen.

Wir trafen die Entscheidung, die Medikation herunterzufahren und ihn einen Tag vor Heiligabend zum Sterben mit nach Hause zu nehmen. Er hatte es schon im November gewusst. Wir konnten offen darüber sprechen. Es war, wie es war, und wir brauchten es nicht zu verstecken. Wenigstens das nicht. Die Halluzinationen hörten sofort auf, und mein Vater wurde ruhiger. Er genoss das letzte Weihnachtsessen mit der obligatorischen Herrencreme, die bei meiner Mutter ordentlich mit Rum getränkt wurde, und mit der ich ihn, im Rollstuhl sitzend, fütterte.

Tag vier der Sterbebegleitung meiner Mutter begann unspektakulär, wurde dann aber zu einem Tag mit vielfältigen Ereignissen. Mit viel Besuch und einer besonderen Überraschung für mich.

Die Pflegerinnen wirkten in den nächsten Tagen nicht alle nur glücklich über den vielen Besuch. Einige von ihnen hatten den Eindruck, dass das eine Sterbende stören könnte. Mit meiner Erinnerung an das Sterben meines Vaters und angesichts der ausgesprochenen Geselligkeit meiner Mutter fühlte sich für mich aber alles richtig an. Zumal die Besucher umsichtig waren und ein gutes Gespür dafür hatten, ob ihr Besuch passte und wenn ja, wie lange. Ich hatte nicht bei einem einzigen das Empfinden, es wäre doch besser, er oder sie ginge jetzt. Und wenn meine Mutter Ruhe brauchte, zeigte sie uns das, indem sie die Augen schloss und sich ganz in sich zurückzog, was für alle leicht zu verstehen war.

Besuch kann Sterbende tatsächlich zu sehr anstrengen, habe ich nachher gelesen. Das kann ich mir schon vorstellen, wenn die Atmosphäre unruhig und hektisch wird.

So war das aber bei uns nicht. Meine Mutter hatte in ihrem Zimmer die Rolle der Gastgeberin ganz an ihre Tochter abgegeben, und so hatte sie wohl nicht das Gefühl, jetzt noch irgendetwas Bestimmtes leisten zu müssen. Ich würde das schon machen.

Als Gastgeberin war sie immer sehr bemüht und oft regelrecht aufgedreht gewesen. Immer wieder hatte ich den Satz von ihren Gästen gehört: »Nun setz dich doch mal!«

Jetzt lag sie nur entspannt da, nahm auf, was sie aufnehmen konnte und wollte, und schien den Besuch zu genießen. Sie hat sich so darüber gefreut, wer alles an sie gedacht und sie besucht hat. Solange sie noch sprechen konnte, hörte ich immer wieder ihr befriedigtes Resümee, wie viele treue Seelen es in ihrem Leben doch gab. Das war eine Bilanz, die für sie gut ausging und die sie mit großer Zufriedenheit erfüllte. Irgendetwas in ihrem Leben musste sie richtig gemacht haben. Sie selbst hatte sich immer um Alte und Kranke gekümmert, und nun kümmerten sich andere um sie. Was für ein schöner Ausgleich.

Der erste Besuch an diesem Tag war eine Nachbarin aus dem Dorf, mit der meine Eltern gemeinsam gebaut hatten.

Damals gab es kaum Häuser im Dorfkern, und die nur wenig ältere Tochter der Nachbarn war schon zwangsläufig meine Spielgefährtin.

Besonders aufregend war es immer, wenn wir bei der jeweils anderen übernachten durften. Obwohl die Freundin zeitweise ihr Zimmer mit zwei Schwestern teilte, fand sich darin auch für mich noch ein Platz. Als Einzelkind beneidete ich sie um ihre Schwestern und versuchte mit allen Tricks, die ich von ihr erfuhr, selbst in den Genuss von Schwestern zu kommen.

Zucker auf der Fensterbank, hörte ich, sei das Mittel der Wahl. Und wenn es eine Schwester werden sollte, dann müsse es roter Zucker sein. Bei ihr hatte es geklappt, sogar zweimal.

Ich kann mich heute noch daran erinnern, wie peinlich berührt mir mein Vater die Sache mit dem Zucker ausreden wollte. Ich fand das damals gar nicht nett von ihm. Heute verstehe ich natürlich, dass er alles gegeben hat, mir die absehbare Enttäuschung zu ersparen. Damals dachte ich, er sei einfach nicht ausreichend motiviert, den roten Zucker aufzutreiben. Ich konnte mir überhaupt nicht erklären, warum er bei so einer wichtigen Sache nicht dazu bereit war, mir zu helfen. Denn es bestand kein Zweifel daran, dass er mich sehr mochte und mir sonst gern meine Wünsche erfüllte. Ich konnte das Rätsel damals nicht lösen. Es war nur offensichtlich, dass da irgendetwas nicht stimmte.

Wie ich vorhin schon schrieb: Man merkt es ja doch und ist verunsichert.

Die Nachbarin wusste von der Lage meiner Mutter, als sie kam, aber sie war doch arg erschüttert. Sie hatte nicht mit dem gerechnet, was sie hier sah. Was für mich in den letzten Tagen zur Normalität geworden war, war für sie völlig unerwartet.

»Wenn du nicht dabeigesessen hättest«, meinte sie, »hätte ich deine Mutter nicht wiedererkannt.«

Tatsächlich war sie in diesen Tagen eine andere geworden, und das lag nicht nur an der Optik und der Schwäche ihres Körpers, der ihr schon vorher nicht mehr so recht gehorcht hatte. Aber bis zuletzt war meine Mutter dennoch tatkräftig und resolut gewesen, obwohl sie fast nichts mehr selbst hatte machen können. Jetzt lag sie einfach nur passiv da. Auch für die Nachbarin eine ganz neue Erfahrung. So kannte man meine Mutter nicht.

Ich freute mich, dass sie eine Weile bei uns saß, denn diese Nachbarschaft war meiner Mutter wichtig gewesen. Sie hatte an dem Haus gehangen, in das sie mit dreißig Jahren eingezogen war, und das für sie bis zu ihrer Übersiedlung ins Altenheim der einzige denkbare Platz zum Wohnen gewesen war. Als es die Gelegenheit gegeben hätte, in ein anderes, neueres Haus am Ort umzuziehen, was mein Vater sich gewünscht hatte, kam das für sie überhaupt nicht infrage, und zwar so überhaupt nicht, dass mein Vater es ohne weitere Gegenwehr hingenommen hat. Dabei war es bei uns keine Selbstverständlichkeit, dass er sich den Wünschen seiner Frau unterordnete.

Als wir nach seinem Tod schließlich bereit waren, das alte Haus umzubauen und gemeinsam mit ihr darin zu leben, war sie glücklich. Allein hätte sie dort kaum noch so lange wohnen können. Auch wenn meine Mutter nicht mehr viel sagte, fühlte es sich einfach stimmig an, dass sie hier jetzt von der alten Nachbarin Abschied nehmen konnte.

In der ruhigen Mittagszeit warf ich einen Blick auf mein Smartphone und war elektrisiert. Nachricht von einer Freundin mit Kontakt zu Buchverlagen. Sie hatte das Manuskript meines Buches gelesen, das ich nach dem Berufsausstieg immer hatte schreiben wollen über die Essenz meiner Arbeit als Gutachterin für Familiengerichte und die eigene Trennungserfahrung – ein Herzensanliegen.

Ich hatte einfach angefangen, es eine Weile beiseitegelegt, dann in den Herbst- und Wintermonaten wieder weitergeschrieben und es schließlich der Freundin geschickt, die es lesen wollte.

Und nun hatte sie eine Verlagslektorin kontaktiert und von ihr gehört, dass sie sich das Werk einmal anschauen wolle nach allem, was meine Freundin ihr davon vorgeschwärmt hatte.

Ich war fassungslos. Ich hatte ja einfach mal drauflos geschrieben und gar keine Idee gehabt, wie das Buch an die Öffentlichkeit zu bringen wäre. Auf einmal nahm die Angelegenheit Fahrt auf. Man wollte es gleich im ersten kontaktierten Verlag lesen. Uff. Ich war geplättet. Glücklich geplättet. Da war nun gerade sehr viel in Bewegung. Mir war klar, dass ich die Einleitung vor dem Abschicken neu schreiben wollte. Meine Freundin beruhigte mich. Auf ein paar Tage würde es nicht ankommen.

Ich saß am Sterbebett meiner Mutter, und bald würde eine Lebensphase abgeschlossen sein. Und da leuchtete am Horizont auf einmal etwas Neues auf. Das Leben konnte noch richtig aufregend sein.

Meine Mutter lag heute die meiste Zeit ruhig da. Es schien, anders als in den letzten Tagen, nichts mehr zu geben, was sie unbedingt noch regeln oder klären wollte. Sie hatte keine weiteren Aufträge für mich, als ihr ab und zu etwas zu trinken zu geben, und gern ließ sie sich eine Hand halten oder über ihre Schulter streicheln. Oder sie hörte mir beim Beten zu. Auch die

Krankenkommunion wurde nie wieder Thema. Nach und nach versiegte ihr Bedürfnis, überhaupt zu reden.

Diese rundum zufrieden und versöhnt wirkende Ausstrahlung meiner Mutter erinnerte mich an ein Erlebnis zu der Zeit, als wir noch im selben Haus gelebt hatten.

Sie hatte Schmerzen, und mir wurde nicht klar, was mit ihr sein könnte und ob ich einen Notarzt rufen müsste. Sie selbst lag ganz zufrieden da, wirkte nicht besorgt und schien die Ruhe in ihrem Bett zu genießen. Ich solle ihr einen Kräutertee machen, einen Arzt brauche sie nicht. Da sie normalerweise nichts gegen Ärzte oder Krankenhausaufenthalte einzuwenden hatte, nahm ich das erst mal so hin, war aber ziemlich unsicher. Jede halbe Stunde schaute ich nach ihr, die Lage war mir nicht geheuer. Während ich dazwischen wieder an meinem Schreibtisch saß und mich doch nicht konzentrieren konnte, hatte ich die permanente Sorge, ich könnte die Lage falsch einschätzen, und dann würde ich nachher feststellen, dass sie in ihrem Schlafzimmer ganz allein und ohne Hilfe gestorben war und ich irgendwie schuld daran wäre.

Also ging ich wieder zu ihr, ihr Befinden schien unverändert.

Und dann erklärte ich ihr einfach, was mir an meinem Schreibtisch durch den Kopf gegangen war: »Ich mach mir Sorgen, dass es doch was Ernstes ist, und ich hab Angst, was ist, wenn ich es falsch einschätze. Dass du vielleicht stirbst, während ich unten am Schreibtisch sitze.«

Und da war es, dieses Strahlen, das sie in ihren letzten Tagen manchmal hatte und bei dem ich nicht anders konnte, als mich in einer Welle von Glücksgefühl zu entspannen.

»Wenn ich jetzt einfach für immer einschlafen würde«, sagte meine Mutter, »dann ist schon alles gut gewesen. Dann brauchst du dir überhaupt keine Vorwürfe machen. Das war schon alles richtig so. Du hast so viel für mich getan, dafür bin ich dir so dankbar. Du musst dir wirklich keine Sorgen machen.«

Da war es schon einmal gewesen, dieses Gefühl, ich sei doch eine richtig tolle Tochter. Bestimmt nicht immer, aber eben doch manchmal. Und wie es aussah, für meine Mutter am Ende auf jeden Fall oft genug.

Damals holte ich trotzdem einen Arzt, der meine Mutter ins Krankenhaus bringen ließ, und gestorben wurde noch nicht. Aber ich hatte meine Absolution bekommen für den Fall, dass sie irgendwann bei uns im Haus sterben würde, ohne dass ich es merken und rechtzeitig etwas dagegen tun könnte. Ich musste also nicht das Unmögliche möglich machen und verhindern, dass der Tod jemals an sie herankäme. Das hatten wir geklärt.

Damals wäre sie wohl schon bereit gewesen, einfach so zu gehen. Das hätte manches vereinfacht, aber gleichzeitig mir und vielleicht uns beiden eine große Chance genommen auf die Art der Heilung, die später noch möglich war zwischen uns. Sie blieb noch. Sie hatte noch was vor oder das Leben mit uns. Vielleicht ist das Leben manchmal klüger als alles, was man sich selbst ausdenken konnte.

Wie schon erwähnt, hatte sich meine Mutter immer gewünscht, mitten aus dem aktiven Leben heraus zu sterben. Ich fand das seinerzeit auch eine hoffnungsvolle Aussicht. Heute bin ich froh, dass es anders gekommen ist.

Am Nachmittag kam ihr jüngster Bruder mit seiner Frau ins Altenheim. Ohne Frage zwei weitere ihrer ›treuen Seelen‹. Ihr Bruder wurde geboren, als sie zwölf Jahre alt war, und sie hat oft davon erzählt, dass sie praktisch die Mutterrolle übernommen hätte. Folglich war er für sie immer ›der Kleine‹ gewesen, und daran änderte sich auch nichts, als er auf die achtzig zuging. Mit der Wahl seiner Frau war seine große Schwester stets mehr als zufrieden gewesen, überhaupt mochte sie die Familie ihres kleinen Bruders.

Wir versorgten die Gäste mit Kaffee aus der Cafeteria, und auch meine Mutter, die für diesen wichtigen Besuch ihr Bestes geben wollte, machte sich mit einem Schluck Kaffee aus der zweiten Schnabeltasse fit für Bruder und Schwägerin.

Es blieb nicht der einzige Besuch an diesem Tag, aber einige andere gingen gleich wieder, als sie sahen, dass meine Mutter schon ausgelastet war. Darunter die Schwiegertochter der beiden, die in der Nachbarschaft lebte, und sie oft mit Mann und Kindern besucht hatte. Meine Mutter nahm sie offenbar noch bewusst wahr, denn sie stellte später zufrieden fest, dass auch diese treue Seele sich von ihr verabschiedet hatte.

Sie konnte sich jetzt kaum noch für andere verständlich machen und verstand oft erst, wenn ich mich über sie beugte und laut in ihr Ohr sprechend wiederholte, was ihre Besucher gesagt hatten. Ich war jetzt ihr Dolmetscher, ihr Ohr zur Welt.

Was mich im Nachhinein immer noch beeindruckt, ist, dass sie alle Abschiede so dermaßen undramatisch gestaltet hat, ganz entgegen ihren früheren Gewohnheiten. Alles war gut so, wie es war. Sie hatte fertig gelebt. Sie freute sich, alle nochmals zu sehen, aber nie stand die Frage im Raum, ob man sich wiedersehen würde. Es war nicht wichtig. Sie freute sich auf die, die sie bald ›da oben‹ wiedersehen würde. Davon war meine Mutter fest überzeugt. Und ich glaube, das hat ihr die Abschiede leicht gemacht. Da war so viel mehr Vorfreude auf ein Wiedersehen als Abschiedsschmerz. Wir anderen würden bei Gelegenheit schon nachkommen. Das konnte sie dann ja in Ruhe abwarten. Es war schließlich nicht für immer.

Auch der Sohn ihres Bruders, der mit seiner Familie oft bei ihr war, kam nach der Arbeit vorbei. Gegen Abend wurde es langsam stiller im Haus. Als die Pflegerin kam, um meine Mutter für die Nacht vorzubereiten, musste er das Zimmer verlassen, und zum ersten Mal sollte ich das nun auch tun, anders, als es bisher üblich gewesen war. Die Pflegerin berief sich auf ihre Vorschriften, und ich gab ungern nach. Nach diesem Misston fiel es mir schwerer, meine Mutter abends hier zurückzulassen, aber mir war klar, dass meine Kräfte endlich waren.

Ich hatte schon mehrfach unter Stoffwechselproblemen gelitten und war damit im Krankenhaus gestrandet. Schon vor der Sterbebegleitung hatte ich wieder leichte Probleme, die sich jetzt zuspitzten. Ich hoffte, dass ich den Wettlauf gegen die Zeit gewinnen würde; auf keinen Fall wollte ich schlappmachen und ausfallen, während meine Mutter hier ihren Übergang vorbereitete.

Mein Cousin schlug vor, dass er noch eine Weile bleiben werde und ich gehen könne. Später erfuhr ich von ihm, dass meine Mutter kurz darauf beschloss, dass sie jetzt schlafen würde, und ihn nach Hause zu seiner Familie schickte. Sie konnte noch gut für sich sorgen und wusste, was sie brauchte.

Tag vier ging dem Ende entgegen, und ich fuhr nach Hause.

Ich ließ den Tag mit meinem Mann beim Abendessen ausklingen. Ich erzählte ihm die vielen Neuigkeiten. Wie schön, dass ich mein Leben und meine Erfahrungen mit ihm teilen konnte. Ich musste das alles gar nicht allein bewältigen.

TAG **FÜNF**

ES WIRD RUHIGER

Als ich ins Altenheim kam, fing mich die Pflegedienstleitung ab, um mir zu sagen, dass das gestern ein Missverständnis gewesen sei. Natürlich dürfe ich bei der Pflege meiner Mutter dabei sein. Es stimme zwar, dass das normalerweise nicht erwünscht sei, aber in der Sterbephase gelte das nicht.

Ich hatte nicht vorgehabt, daraus ein Problem zu machen, aber ich war trotzdem erleichtert. Ein weiteres Mal stellte sich heraus: Der Umgang mit Bewohnern und Angehörigen hier war gut.

Meine Mutter schlief noch, während wir das besprachen. Die Pflegerin, die bald darauf erschien, eröffnete mir die neue Lage. Meine Mutter hatte morgens beim Umlagern zum ersten Mal geschrien und offenbar Schmerzen gehabt. Sie hatte Morphium bekommen, das sie weiterhin nach Bedarf erhalten werde. So hatte das ihr Arzt bereits verordnet. Unter dem Medikament war sie erst einmal eingeschlafen.

Ich staunte, wie mal wieder alles ineinander passte. Außer, dass ich hier bei ihr sitzen würde, lag im Moment nichts Besonderes an. Ich hatte mir ein Klemmbrett mit Papier und Stift mitgebracht für den Fall, dass es freie Schreibzeit für meine Bucheinleitung geben würde. Die hatte ich jetzt, und zu meiner Freude schrieb es sich flüssig dahin. Als hätten sich alle miteinander abgesprochen, gab es an diesem Vormittag keinen Besuch.

Ich genoss das stille Sitzen bei meiner so ungewöhnlich in sich ruhenden Mutter. Was wohl in ihr vorgehen mochte, während sie so dalag? Abzulesen war für mich nur dieses friedliche Einverstandensein. Einzige Geräusche im Raum waren das Gluckern in ihrem Bauch und das leise Gleiten des Stifts auf dem Papier. Mein altes Leben mit der Verantwortung für meine Mutter und mein neues Leben als Autorin glitten nahtlos ineinander über. Zeit spielte keine Rolle. Es fühlte sich an, als gebe es genug davon. Ich bewachte ihren Schlaf, während ich gleichzeitig schrieb, und sie begleitete mein Schreiben, während sie zwischen den Dimensionen umherwanderte.

In dieser Woche war sie nicht mehr ganz hier, ein Teil von ihr schien immer wieder in andere Ebenen einzutauchen, und sie wirkte weiterhin ganz und gar zufrieden. Zwischen uns herrschte ein Einklang, den ich so nicht kannte. Ich war glücklich. Auch das kann es geben, wenn man sich auf das Sterben einlässt, Momente von Glück. Der Tod ist nicht nur schwarz, glaube ich, vielleicht ganz am Ende, aber da sprechen auch manche von einer großen Lichterfahrung. Mir zeigte er sich hier bisher in allerhand verschiedenen Farben, und viele davon in Pastell. Jedenfalls nicht nur schwarz, nicht nur Grautöne. Gut, dass es inzwischen auch Trauerkarten gibt, die andere Farben zulassen, das macht doch Sinn, für die Vielfalt Platz zu lassen.

Als meine Mutter wieder zu sich kam, flüsterte sie mir etwas zu, das ich als »Kerze« entschlüsselte. Sie wünschte sich eine brennende Kerze. Offenes Kerzenlicht war hier eigentlich verboten.

Ich machte mich auf die Suche nach einer Pflegerin, die mir erlaubte, der Sterbenden eine Kerze anzuzünden, wenn ich dabeibliebe, sofern ich ganz fest versprechen würde, sie sofort bei Verlassen des Zimmers auszumachen. In der übrigen Zeit müsse meine Mutter mit einer elektrischen Kerze vorliebnehmen.

Da die Weihnachtsfeier noch nicht lange zurücklag, fanden sich in einem Schrank eine Kerze und ein Feuerzeug, und der Wunsch meiner Mutter wurde erfüllt. Elektrische Teelichter und elektrisch betriebene Kerzen gab es noch reichlich in ihrer Kommode, denn Kerzen anzünden für besondere Anliegen war ihr immer wichtig gewesen.

Nach dem Tod meines Vaters ging sie dazu über, jahrelang ständig eine Kerze vor seinem Bild brennen zu lassen.

Wir konnten durchsetzen, dass sie sich auf Teelichter beschränkte, die sie in eine etwas heruntergebrannte Stumpenkerze hineinstellte, die auf einem solide aussehenden Metallständer ziemlich fest verankert war. Glücklicherweise ist nie etwas passiert. Ich weiß nicht, wie das versicherungstechnisch ausgesehen hätte, wenn wir mal abgebrannt wären. Anscheinend hat die Maria auf ihrem kleinen Altar nicht nur die ihr vorgetragenen Anliegen versorgt, sondern sich auch für sicheres Abbrennen der Lichter zuständig gefühlt.

Die Kerzen meiner Mutter galten als mehr oder weniger wundertätig. Wir hatten uns alle daran gewöhnt, dass sie immer dann, wenn eine wichtige Prüfung oder eine besondere Herausforderung für jemanden von uns anstand, eine Kerze vor dem Marienbild entzündete. Das vergaß sie nie, darauf war Verlass. Die Kerzenmagie zog immer weitere Kreise. Auch eine Freundin bat mich mal um eine Kerze meiner Mutter, und Studienfreunde der Enkel wurden auf Nachfragen ebenfalls mit Kerzen bedacht. Diese Anerkennung ihrer wichtigen Mission freute sie sehr.

Mit der Zeit übernahm ich die Tradition von ihr. Ich gewöhnte mir an, wichtige Anliegen in der Marienkapelle am Ort vorzubringen, natürlich unter Entzünden von Kerzen. Dabei nahm ich immer auch Anliegen anderer Menschen mit. Ich fühlte mich regelrecht geehrt, als mich schließlich sogar unsere Schwiegertochter darum bat, ihr für ein besonderes Anliegen eine Kerze anzuzünden. Offenbar traute sie mir zu, dass ich ähnliche Fähigkeiten hatte wie meine Mutter! Übrigens hat das mit der Kerze für das Anliegen der Schwiegertochter geklappt.

Der Übergang war gleitend. Anfangs konnte man auch bei meiner Mutter im Altenheim noch Kerzen bestellen. Das waren dann zwar nur noch elektrische Lichter, aber die taten es auch. Da passte meine Mutter sich eben an. Der umweltbewussten Tochter graute zwar angesichts der Mengen an Batterien, die dafür regelmäßig gewechselt werden mussten, aber da war meine Mutter unerbittlich. Das musste sein. Notfalls animierte sie andere Bekannte, sie damit reichlich einzudecken. Es gehörte zu ihrem Grundbedarf so wie Duschgel und Franzbranntwein. Mit letzterem konnte man aus Sicht meiner Mutter alles einreiben, was irgendwie wehtut, und viel hilft viel. Franzbranntwein schaffte ich regelmäßig flaschenweise herbei.

Ich verteilte die Wachskerze und zwei elektrische Kerzen im Raum und genoss nun selbst den Kerzenschein. Ich liebe das warme, flackernde Licht im Winter. Und es war Winter. Die elektrischen Kerzen ruhten vorerst noch der Umwelt zuliebe.

Am Nachmittag kam das Patenkind meiner Mutter vorbei – die Cousine, die am Samstag schon mit ihrer Schwester da gewesen war. Diesmal kam sie in Begleitung ihres Mannes. Die beiden hatten meine Mutter nach dem Umzug ins Altenheim weiterhin oft besucht und sie im Rollstuhl durch den Park geschoben. Sie gehörten eindeutig zum harten Kern der treuen Seelen meiner Mutter. Beide waren erfahren in Sterbebegleitung. Sie konnten damit umgehen und sie wussten auch, dass meine Mutter sich nichts anderes wünschte als das, was jetzt geschah.

Ich erfuhr, dass sie den beiden davon erzählt hatte, dass sie vielleicht eine Urnenbestattung bekommen würde und ihr das völlig egal sei. Ich war froh, dass ich nicht die Einzige war, die das von ihr gehört hatte, denn mir war noch ziemlich unklar, wie der weitere Familienkreis darauf reagieren würde. Bisher waren Erdbestattungen die Regel, und schon das Rasengrab schien mir eine ziemliche Abweichung von dem, was sich bei uns eingebürgert hatte.

Mein Mann verdrehte jedes Mal die Augen, wenn ich ihn mit solchen Sorgen behelligte. Es war ihm schier unverständlich, wie eine ansonsten vernünftige, selbstständige und schon seit

Jahrzehnten erwachsene Person wie ich sich über so etwas den Kopf zerbrechen konnte. Ihm fehlte anscheinend das entsprechende Gen dafür oder irgendeine Erfahrung, die solche Gedanken nach sich ziehen konnten. Für ihn war wichtig, was meine Mutter wollte und was für uns passte, und wie der Rest der Welt darüber denken würde, wäre doch vollkommen egal. Irgendwer würde sowieso nicht einverstanden sein, das sei doch immer und bei allem so. Wir waren ja auch nicht mit allem einverstanden. Wo bitte sollte hier das Problem liegen?

Trotzdem war ich heilfroh, dass ich offenbar nicht im Begriff war, die Familie mit der Beerdigung zu schockieren. Ich erfuhr in diesen Tagen, dass auch andere schon über Rasengräber oder Urnenbestattungen nachdachten. Manche selbst gemachten Probleme scheinen wirklich überflüssig zu sein.

Meine Mutter blieb den Tag über schläfrig, und so gingen auch diese Besucher bald wieder, nachdem wir noch gemeinsam Gebete für sie gesprochen hatten.

Am späten Nachmittag kam jemand vom Hospizdienst. Das war mir am Vortag schon angekündigt worden. Ich hatte erst absagen wollen, weil ich ja gar nicht vorhatte, meine Mutter von hier aus noch irgendwohin umsiedeln zu lassen, auch nicht in ein noch so hervorragendes Hospiz. Hier war doch alles gut.

»Darum geht es auch nicht«, wurde ich aufgeklärt, »der Hospizdienst bietet einfach allgemeine Beratung an.«

Mit der freundlichen Frau mittleren Alters, die ins Zimmer trat, fühlte ich mich auf Anhieb wohl. Sie riet mir, eine Erklärung zu hinterlegen, dass meine Mutter ab jetzt ausschließlich von Palliativärzten versorgt werden sollte. Ich verstand das so, dass man nicht riskieren sollte, dass ein hoch motivierter junger Arzt sie womöglich kurz vor Erreichen ihres Ziels mit allen Mitteln reanimieren, sprich, von ihrem Ziel zurückzerren würde. So hat sie es nicht gesagt, aber so habe ich es mir vorgestellt. Das wäre ja auch wirklich zu blöd.

»Bekommt Ihre Mutter noch Infusionen mit Flüssigkeit?«, fragte sie mich.

Da fiel mir erst auf, dass sie die nicht durchweg am Arm

hatte wie damals mein Vater, sondern nur zeitweilig.

»Bei meinem Vater lief damals die ganze Zeit der Tropf. Damals hieß es, das sei am besten so, damit kein quälendes Durstgefühl auftritt.«

»Früher hat man tatsächlich dauerhafte Flüssigkeitszufuhr empfohlen«, sagte die Hospizfrau. »Das ist aber nicht mehr der Stand der Wissenschaft. Heute sieht man das anders.« Sie erklärte mir, wie sich im Sterbeprozess nach und nach die Organfunktionen verabschieden und gleichzeitig Hormone ausgeschüttet werden, die den weiteren Sterbeprozess erleichtern.

Mir leuchtete ein, dass die Natur für vieles eine eingebaute Lösung hat und es nicht immer eine Verbesserung ist, was wir an Machbarem dagegensetzen. Offenbar sind früher Menschen auch nicht qualvoll verdurstet beim Sterben. Meine Mutter nahm ja sogar noch etwas Flüssigkeit beim Trinken zu sich.

Jetzt freute ich mich, dass ich das Angebot der Hospizfrau angenommen hatte. Gut informiert zu sein hilft. Nicht nur beim Sterben.

Ich besprach mit der Palliativpflegerin, was ich aus der Beratung mitgenommen hatte, und auch sie stimmte zu, dass es eine angemessene Entscheidung wäre, die Flüssigkeitszufuhr über den Tropf zu beenden. Sie gab mir die Sicherheit, dass das zum jetzigen Zeitpunkt sinnvoll wäre.

Da ich mich nicht mehr genau erinnern kann, wie es die Dame vom Hospizverein erklärt hatte, habe ich sicherheitshalber in der Literatur dazu nachgeschaut und wurde bei Borasio fündig.

In seinem Buch ›Über das Sterben‹ gibt es ein eigenes Kapitel zum Thema: ›Verhungern und Verdursten? Ernährung und Flüssigkeit am Lebensende und bei Patienten mit Demenz oder Wachkoma‹. Da erklärt er sehr schön, wie die Worte ›Verhungern‹ und ›Verdursten‹ als Schreckgespenste in den Köpfen herumgeistern und wie es dazu kommen konnte. Die allerersten Bindungserfahrungen, schreibt er, erfolgen über Stillen von Hunger und Durst, das Thema sei entsprechend emotional besetzt und rühre an Archetypen der menschlichen Existenz. Entsprechend schwer sei das oft, da mit vernünftigen Argumenten durchzukommen.

Dabei soll schon 2004, also sieben Jahre nach der Sterbebegleitung meines Vaters, die Bundesärztekammer darauf hingewiesen haben, dass Nahrungs- und Flüssigkeitszufuhr in der Palliativphase eine schwere Belastung für den Patienten darstellen können, allerdings müssten Hunger und Durst als ›subjektive Empfindungen‹ gestillt werden.

Aha! Dann war meine Entscheidung bei meiner Mutter goldrichtig gewesen. Kein Tropf mehr, aber Mund auswischen und, wenn Mutter danach verlangte, kleine Schlückchen Wasser – und ›Kaffee-macht-wach‹ natürlich.

2011 soll die Bundesärztekammer diese Einschätzung erneut bestätigt haben. Steht in einer aktualisierten Ausgabe des Borasio-Buchs von 2019, dürfte also noch aktuell sein. Von Borasio selbst kommt ein klares ›Nein‹ zu der Frage, ob Sterbende leiden, wenn sie keine Nahrung und Flüssigkeit mehr aufnehmen können, und ein genauso klares ›Nein‹ zu der Frage, ob man das durch künstliche Nahrungs- und Flüssigkeitszufuhr ausgleichen soll. Durstgefühl, wenn vorhanden, hänge von der Trockenheit der Mundschleimhaut ab und nicht von der zugeführten Flüssigkeitsmenge. Er gibt Tipps, wie man dem entgegenwirken kann: Möglichst keine Medikamente, die Mundtrockenheit fördern, etwas Flüssigkeit in den Mund tropfen, Eiswürfel und dergleichen. Und dann eine lange Liste der Vorteile verminderter Flüssigkeit am Lebensende: weniger Erbrechen, Husten, Ödeme und sogar weniger Schmerzen. Es werden dann vermehrt Endorphine ausgeschüttet, die schmerzlindernd und stimmungsaufhellend wirken. Er kommt zu dem Schluss: *Insgesamt scheint das Sterben in einem Zustand des leichten Wassermangels die physiologisch für den Körper am wenigsten belastende Form des Sterbeprozesses darzustellen.*

Der Palliativmediziner H. Christof Müller-Busch sieht das in ›Abschied braucht Zeit‹ genauso.

Das bei alten Menschen sonst so gefürchtete Dehydrieren

durch zu wenig Flüssigkeitsaufnahme ist im Sterbeprozess demnach nützlich, führt zur Ausschüttung körpereigener Hormone und damit zu geringerer Schmerzwahrnehmung, manchmal auch zu leicht euphorischen Gefühlen. Gleichzeitig fördert es den Dämmerzustand, der das Sterben auf ganz natürliche Weise einleitet.

Ist doch schön, nachher festzustellen, dass man sich richtig entschieden hat. Allerdings: Wer weiß, was die Wissenschaft als Nächstes herausfindet, das ist jetzt eben der aktuelle Wissensstand von zwei ausgewiesenen Experten.

Damals wusste ich das noch nicht, aber ich hatte der Frau vom Hospizdienst zu Recht vertraut. Das ist wohl auch etwas, was man in so einer Situation braucht, ein gutes Gespür dafür, wessen Rat man annehmen und wo man weiterfragen sollte.

Ich unterschrieb auf der Station die Anweisung, dass nur noch Behandlung durch einen Palliativarzt stattfinden sollte. Das entsprach so offensichtlich den Wünschen meiner Mutter, dass ich darüber nicht weiter nachdenken musste.

Als letzter Besucher an diesem Tag kam der Cousin, der schon am Vorabend mit mir an ihrem Bett gesessen hatte. Sie reagierte heute nur noch wenig auf den Besuch.

So war er in erster Linie eine Hilfe für mich. Ich wusste, dass dieser Cousin und seine Familie so ganz nach dem Geschmack meiner Mutter waren, und was für ihn okay war, wäre bestimmt auch für sie okay. Er schien kein bisschen schockiert von unseren Überlegungen zur Beerdigung. Offenbar musste ich mir wirklich keine Sorgen darüber machen, mit einer unkonventionellen Bestattung womöglich für Unfrieden zu sorgen. Bei der Sterbebegleitung geht nichts über Cousins und Cousinen, wenn man Einzelkind ist. Wenigstens davon hatte ich reichlich dank der großen Familie meiner Mutter. Was für ein Glück.

Als die Palliativpflegerin zur Abendversorgung kam und meine reglos daliegende Mutter sah, schickte sie uns beide energisch nach Hause. Für heute sei es genug.

Das war mir nur recht. Mein Bauch fühlte sich mittlerweile arg strapaziert an und die Sorge wuchs, ob ich gesundheitlich durchhalten könnte.

Ich wollte es immer noch unbedingt, aber ich wusste auch, dass die Entscheidung letzten Endes nicht bei mir liegen würde. Also konnte ich es auch gleich sein lassen, mich damit verrückt zu machen. Ich würde den Abend ruhig ausklingen lassen und mich so gut wie möglich erholen.

TAG **SECHS**

WERDEN DIE KRÄFTE REICHEN?

Als ich ins Altenheim kam, stand auf dem Nachttisch meiner schlafenden Mutter ein CD-Player und spielte geistliche Musik. Eine Pflegerin hatte gehört, dass sie die Maria und das Mariengebet so liebte, und da war sie auf die Idee gekommen, eine CD mit dem ›Ave Maria‹ vorbeizubringen mitsamt CD-Player.

Schön das. Sagte ich doch schon: Das ist nicht das, was man üblicherweise über Altenheime aus Fernsehberichten erfährt. Dafür steht es wenigstens hier in einem Buch.

Ich setzte mich wie gewohnt mit meinem Obstfrühstück an den kleinen Tisch etwas abseits vom Bett. Mein Bauch machte mir heute Sorgen. Er fühlte sich aufgebläht an und schmerzte. Ich würde mir etwas einfallen lassen müssen, wenn sich die Sterbebegleitung länger hinziehen sollte.

Meine Mutter wachte auf, und ich setzte mich zu ihr. Dankbar saugte sie an den Schaumstoff-Lollis und bekam Lust, noch mal einen Schluck aus der Schnabeltasse zu nehmen. Ich ahnte eher, was sie sagen wollte, als dass ich es hörte, so leise hauchte sie die Worte mittlerweile.

Zufrieden schloss sie die Augen und ging wieder auf ihre Reise, auf der ich ihr nicht folgen konnte.

Für den Fall, dass es wieder einen ruhigen Tag wie gestern geben würde, hatte ich mir meinen Laptop mitgebracht, und nach einer kleinen Runde durch den Park tippte ich die

Korrekturen für die Bucheinleitung ins Manuskript.

Daniel meldete sich am Telefon und kündigte an, dass er nachmittags vorbeikommen werde. Ich sagte es meiner Mutter, als sie das nächste Mal die Augen aufschlug. Sie schaute zufrieden, für größere Gefühlsregungen schien nicht mehr viel Kraft da zu sein. Wo sie wohl sein mochte, wenn sie äußerlich so friedlich dalag? Ob sie ihre Schwestern schon aus der Ferne sah? Oder sogar schon getroffen hatte? Möglich wäre das. Irgendwoher musste diese Zuversicht doch kommen, die sie so unverdrossen ausstrahlte.

Es klopfte und zwei Pflegerinnen erschienen, um sie zu waschen und umzulagern. Erstaunt stellten sie fest, dass sie plötzlich wieder etwas Verdauung hatte.

Eigentlich gesund – aber ich bekam einen Schreck. Was, wenn sich das hier alles länger hinzog, während sich das Krisengebiet Bauch bei mir weiter verschlechterte?

Kleine graue Wolken zogen durch meinen Kopf, schlugen Purzelbäume und trieben eine Weile ihr Unwesen. Immerhin hatte ich am nächsten Morgen sowieso einen Arzttermin, den ich nicht abgesagt hatte. Es würde sich schon ein Weg finden.

Ich beruhigte mich.

Was sollte ich auch sonst tun. Es schien mir alternativlos. Ich war inzwischen alt genug, so etwas einzusehen. Ich kämpfte – wenn überhaupt – nur noch für Dinge, die irgendeine Aussicht auf Erfolg hatten. Oder mir so wichtig waren, dass ich auch ohne Aussicht dranbleiben wollte. Ansonsten brauchte ich mir gerade nur meine Mutter anzuschauen, um zu begreifen, dass Aufgeben manchmal eine gute Wahl sein konnte. Ich war immer noch verblüfft, wie gut sie das jetzt konnte. Ganz ohne jede Vorübung in ihrem früheren Leben. Eindrucksvoll. Da hatte ich gleich mehr Hoffnung, was mich betraf. Das Kämpfen aufzugeben war machbar.

Ich konzentrierte mich auf das Schreiben. Meine Bucheinleitung nahm Formen an und gefiel mir. Sie musste später kaum noch verändert werden.

Zum ersten Mal hörte ich meine Mutter stöhnen, als sie

aufwachte, sie schien Schmerzen zu haben. Ich suchte eine Pflegerin, die dafür sorgte, dass sie eine weitere Dosis Morphium bekam. Mutter dämmerte darüber gleich wieder weg. Sie sah wieder entspannt und zufrieden, ja irgendwie sogar glücklich aus.

Ich fragte die Palliativpflegerin, die immer mehr zu meiner Bezugsperson für diese Zeit wurde, was eigentlich genau geschehen würde, wenn meine Mutter stirbt. Dürfte sie längere Zeit hier liegen bleiben?

Nachträglich hatte ich das Gefühl, dass wir meinen Vater zu früh hatten abholen lassen. In meiner Erinnerung waren es nicht mehr als zwei Stunden gewesen, bis er vom Bestatter und einem Helfer abgeholt wurde. Damals fanden wir das alle so in Ordnung und haben es nicht hinterfragt. Na gut, er kam damals ja auch in die Hände von guten Bekannten, die alteingesessenen Dorfbewohner waren miteinander vertraut. Das war noch ein anderes Gefühl, das tröstet mich, wenn ich heute daran denke. Außerdem wusste ich es damals nicht besser.

Zum ersten Mal dachte ich darüber nach, als ich Sogyal Rinpoche las: ›Das Tibetische Buch vom Leben und vom Sterben‹. Darin sind die Prozesse des Sterbens und die Zeit danach aus buddhistischer Sicht beschrieben. Später wurde mir klar, dass auch die christliche Kultur zum Thema viel beizutragen hat und dem nähersteht, was ich in meiner Familie so positiv erlebt habe.

Da waren sie wieder, die Gemeinsamkeiten spiritueller Traditionen, die ich immer gesucht habe.

Die Bestatterin Susanne Jung schreibt über die Totenwache als Übergangsritual, sie konnte bis zu drei Tagen dauern. Erst am dritten Tag, erklärt sie, spricht man wirklich vom ›Toten‹, bis dahin ist es für sie der ›Verstorbene‹.

Also gibt es eine Übergangszeit. Ich habe ihr Buch erst jetzt gelesen und für mich war nicht wichtig, irgendwelche vorgegebenen Zeiten einzuhalten. Aber ich spürte, dass es so, wie wir es damals gemacht hatten, diesmal nicht passen würde.

Dieses Mal wollte ich, dass wir nach dem Tod Zeit zum

Abschied hätten, und ich wollte meine Mutter nicht in einer Phase, in der die Seele sich vom Körper löst, unnötigem Stress aussetzen. Ob das nun so ist oder nicht, kann ich nicht sicher wissen. Aber meine Mutter war eine gläubige Frau und ich - wenngleich auf andere Art – bin es wohl auch. Für uns war das schlüssig. Und selbst wenn es nicht so wäre, würde die Übergangszeit zumindest keinem schaden.

Die Pflegerin beruhigte mich: »Ihre Mutter darf ja nur noch von einem Palliativarzt behandelt werden, das haben Sie so unterschrieben. Der wird natürlich jeden Notfall vorrangig behandeln und danach erst zum Ausstellen des Totenscheins kommen, wenn Ihre Mutter verstorben ist. Und der Bestatter kommt erst, nachdem der Arzt bei ihr gewesen ist. Das wird schon einige Zeit dauern.«

Mir wurde klar, dass ich mich rechtzeitig entscheiden musste, welchen Bestatter wir wählen. Bisher war mir das irgendwie pietätlos vorgekommen, einen Bestatter für meine noch lebende Mutter zu suchen. Aber so würde das nicht funktionieren. Rechtzeitig schien in diesem Fall zu heißen: noch diese Woche. Also am besten gleich am nächsten Tag. Heute wollte ich mir Daniel nicht entgehen lassen, sonst wäre ich sofort aufgebrochen.

Bei meinem Vater war das damals überhaupt kein Thema gewesen, darum hatte ich nicht darüber nachgedacht. Im Dorf gab es einen Bestatter, der kannte jeden und war schon daher der ideale Bestatter für die langjährigen Dorfbewohner, zu denen wir gehörten. Verheiratet war er passenderweise mit einer Hebamme. Der eine Partner half ins Leben hinein, der andere hinaus. Was für ein Team.

Wir fühlten uns bei ihm in besten Händen, alles war so persönlich. Von ihm stammte die Idee, für die Beerdigungskarten und den Grabstein den Rufnamen meines Vaters zu verwenden und nicht das förmliche ›Johann‹, das niemals jemand zu ihm gesagt hatte. Das fühlte sich so viel besser an. Mit ›Hannes‹ verband ich meinen Vater, der ›Johann‹ war mir völlig fremd.

Aber nun lebte der Bestatter von damals selbst nicht mehr, und daher war nicht mehr naturgegeben, wer es sein würde. Wir mussten eine Wahl treffen.

Ursprünglich war uns aus ganz persönlichen Gründen schon klar gewesen, welchen Bestatter wir wollten, aber aktuell gab es dort in der Firma selbst einen Trauerfall, und was würde das für die Betreuung der Sterbefälle im Moment wohl bedeuten? Ich war mir unsicher, hatte auch von einem anderen Institut Gutes gehört. Besser wäre, ich würde das jetzt klären.

Daniels Besuch am Nachmittag war eine willkommene Abwechslung. So oft sah ich ihn sonst nicht. Darf man sich am Sterbebett seiner Mutter eigentlich über den Besuch seines Sohnes freuen? Für mich stand fest: Meine Mutter mit ihrem Familiensinn gönnte mir das auf jeden Fall.

Ich hörte sie ihren Standardsatz sagen, wenn sie wohlgefällig auf meine Kinder – ihre Enkel – schaute: »Du kannst stolz auf deine Kinder sein.«

Daniels laute, klar gesprochenen Worte schien meine Mutter noch etwas zu verstehen, aber vielleicht registrierte sie auch nur den vertrauten Klang. Zu besprechen war nichts mehr. Es gab nur noch Dasein, Hinspüren, Fühlen, Streicheln, Wahrnehmen.

Wir saßen jeder an einer Seite ihres Bettes und hielten ihre Hand oder streichelten sie. Ich hatte das Gefühl, dass ihr das sehr guttat, und dachte dabei an die Zärtlichkeit, die sie in ihrem Leben, vor allem ihrer Kindheit, wohl vermisst hatte. Meine Mutter tankte noch mal auf und würde diese Erinnerung mitnehmen, und wer weiß, vielleicht wäre es am Ende die entscheidende Erfahrung für sie. Und dann würden auch ihre schönen Kindheitserinnerungen in den Vordergrund treten, von denen sie neben all den Entbehrungen in mageren Zeiten immer mal wieder mit Freude gesprochen hatte. Über Ausflüge mit ihrem Vater und ihren Geschwistern in der näheren Umgebung und über die Natur drumherum, die sie so liebte.

Das Buch von Dorothea Mihm ›Die sieben Geheimnisse guten Sterbens‹ hat mich noch auf eine andere Idee gebracht, was wir da in diesen letzten Tagen taten. Sie schreibt darüber, wie ein Sterbender mit ›basaler Stimulation‹, die erlernbar ist, in der Sterbephase unterstützt werden kann, und schildert im wahrsten Sinne des Wortes ›berührende‹ Beispiele. Über den Körper lässt sich – das bestätigen auch Körpertherapeuten – die Seele erreichen, oder wie immer man die geistige Essenz des Menschen nennen will.

Wir folgten einfach unserem Gefühl, als wir bei meiner Mutter am Sterbebett saßen. Wir hielten und streichelten sie, bis sie wieder in ihre Sphären versank und wir den Eindruck hatten, ihr Raum lassen zu müssen für ihre Erkundungsgänge in die Anderswelt. Es kam mir so vor, als ob sie sich da umschauen würde, für immer längere Zeiten, um dann kurz wieder bei uns zu verweilen.

Daniel fiel der körperliche Verfall sehr auf, als er sie nach drei Tagen das erste Mal wiedersah. Und tatsächlich lagen zwischen ihrer aktiven Verabschiedung am letzten Wochenende und ihrem passiven Verhalten heute Welten. Meine Mutter schwand in Etappen dahin. Wenn man täglich bei ihr war, fiel das weniger ins Auge, als wenn ein paar Tage dazwischen lagen.

Was auch dahinschwand, war der Akku meines Smartphones. Mal wieder zur Unzeit. Es entschied eigenmächtig und unvorhersehbar darüber, ob es sich aufladen lassen wollte und wenn ja, für wie lange.

Das sei kein Zustand, hatte mein Sohn schon am Wochenende gemeint, aber der Kauf eines Smartphones oder noch schlimmer, es neu einrichten zu müssen, war das Letzte, was ich mir in der jetzigen Lage vorstellen wollte. Andererseits entwickelte sich das technische Gerät aber so langsam zum Stressfaktor. Denn ich wollte ja auch jederzeit erreichbar sein, wenn ich gerade nicht im Altenheim war.

Also ließ ich mich dazu überreden, mit meinem Sohn am Abend vor Geschäftsschluss noch in einen Laden zu fahren, dessen Sonderangebote ihm in der Zeitung aufgefallen waren. Einrichten würde er mir mein neues Smartphone dann in den nächsten Tagen.

Wir verabschiedeten uns leise von meiner Mutter, die wieder im Schlafmodus war, und auf dem Weg zum Bahnhof hielt ich an dem Geschäft mit dem Sonderverkauf.

Seit weniger als einer Woche verbrachte ich nun meine Zeit überwiegend in der ruhigen Atmosphäre des Altenheims und der Stille, die meine sterbende Mutter umgab.

Da war das aufgeregte Treiben in dem Einkaufspalast ein Kulturschock. Ich stand vor dem Regal mit den Smartphones und war völlig überfordert. In der abendlichen Rushhour tobte hier der Bär und jeder Verkäufer war bereits mit einem Kunden beschäftigt, während mindestens zwei oder drei weitere ihm auflauerten.

Ich kam mir vor wie in einem sehr fremden anderen Erdteil, dessen Einwohner Sitten und Gebräuche pflegten, die mir unbekannt waren, und deren Sprache mir nicht geläufig war.

Daniel entdeckte, was er gesucht hatte: ein ehemals viele hundert Euro teures Gerät, das allen meinen Bedürfnissen gerecht würde und wegen des jetzt herausgekommenen Nachfolgemodells und seiner mehrmonatigen Vor-Existenz als Ausstellungsstück weniger als die Hälfte kosten sollte. Sein Zug würde allerdings gleich fahren, und er überlegte, ob er mich mit der Verantwortung für den Handykauf allein lassen könnte.

Mir war wirklich alles egal, bemerkte ich. Ich war einfach müde. Für das hier hatte ich gerade überhaupt keinen Zugang, den ich irgendwie mobilisieren könnte. Mit der ihm eigenen Gelassenheit schaute Daniel in sein Edel-Smartphone, um herauszufinden, ob ihm der nächste Zug auch noch reichen würde. Nur um festzustellen, dass der jetzt gleich vorgesehene eh ausfallen würde.

Mein Schicksal war damit besiegelt. Ich sollte ein neues Smartphone bekommen und wir würden geduldig auf einen der Herren warten.

Das Happy End kam eine Viertelstunde später in Form eines netten Verkäufers, der wegen eines minimalen Kratzers auf der Rückseite des Handys, den man wegen der Hülle nie sehen würde, weitere zwanzig Euro Preisnachlass gewährte und mich zu einem zeitgemäßen Mitglied der digitalen Welt werden ließ.

Das neue Smartphone macht so tolle Fotos.

Das stellte ich allerdings erst später fest, als ich für so etwas wieder einen Sinn hatte.

Jetzt war ich nur grottenmüde.

Dass man so müde sein kann, ohne eigentlich schwer gearbeitet zu haben.

Einfach nur müde.

Ich setzte Daniel am Bahnhof ab, fuhr voll automatisiert nach Hause, fiel dort ins Bett und schlief sofort ein.

Mitten in der Nacht wachte ich auf, es war noch alles dunkel. Was war das denn?

Ein merkwürdig klopfendes Geräusch im Schlafzimmer. Das fehlte jetzt auch noch, dass irgendetwas im Haus kaputtginge, worum man sich kümmern müsste.

Ich stand auf und horchte am Heizkörper, aber der war es offenbar nicht. Da klang es auch nicht lauter als im Bett. Ich irrte einmal durchs ganze Haus, ohne der Ursache auf die Spur zu kommen.

Aber Moment mal: Wieder im Schlafzimmer angekommen fiel mir auf, wenn es überall exakt gleich laut war, dann fand das Geräusch womöglich gar nicht im Haus statt. Ich kam auf die Idee, meinen Puls zu fühlen, und tatsächlich pochte der genau im Rhythmus des Geräuschs, das ich die ganze Zeit hörte. Das Geräusch war ich selbst.

Zehn Jahre zuvor war in einer stressigen Lebensphase dauerhaft ein Tinnitus auf einem Ohr in mein Leben getreten, und das hier schien dann wohl zu heißen: Stress im Verzug.

TAG **SIEBEN**

AB HEUTE HALBTAGS UND DIE SUCHE NACH DEM PASSENDEN BESTATTER

Der Arzttermin heute Morgen kam mir gelegen, denn geheuer war mir mein gesundheitlicher Zustand nicht. Mein Mann würde für den Vormittag ins Altenheim fahren, und ich würde ihn mittags ablösen.

Meine verständnisvolle Ärztin wusste schon, dass ich auf alles und jedes sensibel reagiere, und notfalls war immer Schonung das Programm der Wahl. Eine vernünftige Alternative gab es nicht.

Ab jetzt würde ich nur noch halbtags ins Altenheim gehen und mich ansonsten um meine Gesundheit kümmern. Besser jeden Tag etwas dabei sein als ganz ausfallen.

Das klang sinnvoll. Im Altenheim sah man die Lage ohnehin ähnlich. Die Palliativpflegerin hatte mir prophezeit, dass meine Mutter am Ende allein sterben würde. Egal, wie ausdauernd ich bei ihr sitzen würde. Da seien sie mehrheitlich der Meinung.

Ich war noch nicht überzeugt, aber ich hatte immer wieder Geschichten von Menschen gehört, die erst sterben, wenn ihre Angehörigen wenigstens für ein paar Minuten vor die Tür gehen. Irgendwann muss jeder mal aufs Klo oder sich etwas zu essen besorgen. Aber ob meine gesellige Mutter zu diesen Leuten gehören würde? Da hatte ich ernsthaft Zweifel. Das schien mir nicht wirklich zu ihr zu passen. Bei meinem Vater waren wir alle gemeinsam bei ihm gewesen, als er starb, und das hatte sich so gut angefühlt. Ich stellte mir vor, dass es wieder so würde. Ich hing schon ein bisschen an dieser Idee …

Immerhin hatte meine Mutter ja weiterhin die Wahl. Wenn sie in meinem Beisein gehen wollte, müsste sie wohl eine der Stunden wählen, in denen ich da war.

Und irgendwie nahm die Mehrheitsprognose der kompetenten Pflegerinnen auch etwas Druck von mir. Wenn die meinten, dass meine Mutter sowieso allein stirbt, dann hätte ich auch nichts falsch gemacht, wenn ich in dem Moment nicht da sein würde. Gut zu wissen. So für alle Fälle. Einen Plan B habe ich immer gern.

Wieder einigermaßen sortiert machte ich mich auf Richtung Altenheim und steuerte auf dem Weg das erste der beiden Bestattungsinstitute an, die wir ins Auge gefasst hatten.

Es sah schon von außen sehr ansprechend aus, und ich bin nun mal Ästhetin. Außerdem hatte mir eine Person meines Vertrauens von sehr guten Erfahrungen mit diesem Institut berichtet. Es bestand der begründete Anfangsverdacht, dass ich hier richtig sein könnte.

Das erste Mal überhaupt betrat ich ein herkömmliches Bestattungsinstitut. Bei meinem Vater war der Bestatter ja einfach gerufen worden, als er verstorben war, und wir hatten alles bei uns im Wohnzimmer neben meinem toten Vater geklärt, noch im Beisein einiger Besucher. Kuchenteller und Pflaumenkuchen waren noch nicht abgeräumt. Wir alle waren irgendwie aufgeputscht von dem gelungenen Sterben meines Vaters, die Trauer kam erst später. Am nächsten Tag hatte ich dann mit meiner Mutter einen Sarg in einem Anbau des Wohnhauses unseres Bestatters ausgesucht. Aufgebahrt wurde der Leichnam im Dorf in der Leichenhalle am Friedhof. Die Atmosphäre von Bestattungsunternehmen war mir bisher überhaupt nicht geläufig.

Ich stellte fest, dass sie gewöhnungsbedürftig ist, wenn man das noch gar nicht kennt. Ein Grund mehr, sich frühzeitig zu informieren. Warum geht man eigentlich nicht mal vorab in so ein Bestattungsinstitut, um sich damit vertraut zu machen?

Auch wenn ein Trauerfall noch nicht direkt anliegt, früher oder später kommt er schon. Ich war ein bisschen spät, schien mir jetzt. Ob es in Bestattungsinstituten wohl einen ›Tag der offenen Tür‹ gibt? Falls nicht: Ich fände das eine gute Idee.

Im Gebäude mit dem ansprechenden Äußeren war es still, als ich es betrat. Ich mag das, wenn es still ist, schrieb ich ja schon. Das hier war aber eine merkwürdige, ziemlich graue Stille, die schwer im Raum lastete. Die kannte ich noch nicht. Kein Vergleich mit der friedvollen Stille bei meiner Mutter, nach der ich auf der Stelle Sehnsucht bekam.

Geräuschlos öffnete sich eine Tür und ebenso geräuschlos schwebte eine perfekt gestylte Frau auf mich zu. Vielleicht kam mir das aber auch nur so vor, dass sie perfekt gestylt war. Ich stand ein bisschen neben mir. Höflich geleitete sie mich in ein Besprechungszimmer und bat mich um einen Moment Geduld. Ich setzte mich an einen großen Tisch und fühlte mich ein bisschen unbehaglich. Das Haus sah von außen doch so schön aus, hier drinnen eigentlich auch, aber warum fühlte sich alles so grau an?

Ich kann mich beim besten Willen nicht an die Farben im Raum erinnern, sie können unmöglich alle grau gewesen sein. Gefühlt aber schon.

Und ich fröstelte. Es kam mir kalt vor. Keine Ahnung, ob das auch in Grad gemessen so war.

Die Bestatterin kehrte zurück, und wir führten ein freundliches und sinnvolles Gespräch, an dem nichts auszusetzen war. Außer, dass wir durch dieses kalte Grau hindurchsprechen mussten, aber das war vermutlich Alltag in einem Bestattungsinstitut.

Ob man sich wohl daran gewöhnte, in so einer Umgebung zu arbeiten? Es fiel mir schwer, mich zu konzentrieren. Immer mehr schien mir die Stimmung im Zimmer meiner Mutter geradezu paradiesisch. Hatte ich sie noch alle? Das konnte man doch niemandem erklären.

Ich riss mich zusammen und versuchte, den Ausführungen der Bestatterin so aufmerksam zu folgen wie möglich. Sie zeigte mir Fotos von Rasengräbern und nannte die Kosten.

»Falls Sie eine Aufbahrung wünschen, kann das bei uns hier im Hause erfolgen, und Sie können zu den Geschäftszeiten jederzeit herkommen. Und auch alle anderen Personen, für die Sie eine Erlaubnis erteilen.«

Das klang interessant, ich merkte auf.

Sie zeigte mir die Aufbahrungsräume, kleine Einzelzimmer, das sah viel netter aus als das, was ich aus der Leichenhalle kannte. Näher. Persönlicher. Doch, das war schon mal ein Pluspunkt. Das konnte ich mir für meine Mutter sehr gut vorstellen. Gott sei Dank, es gab Hoffnung. Und dass meine Mutter bestimmt von allen, die dazu Lust hätten, hier Besuch empfangen wollte, das war ziemlich sicher.

So langsam taute ich auf, und ich registrierte jetzt auch ein Lächeln meines freundlichen Gegenübers. Doch, das hier war vertrauenserweckend, ich hatte wohl nur den ersten Schock überwinden müssen, weil ich Bestattungsinstitute in meinem dreiundsechzigjährigen Leben noch nicht kennengelernt hatte.

Trotzdem war ich froh, als ich das Gebäude wieder verlassen konnte.

Ich schüttelte mich innerlich, bevor ich ins Auto stieg, und beschloss, auch noch Bestattungsinstitut zwei zu besuchen. Das brachte ich jetzt am besten gleich hinter mich.

Bei diesem Versuch empfing mich ein Tresen, auf dem das Bild der gerade verstorbenen Chefin mit einem Trauerflor stand. Sympathisch sah sie aus. Die Seele des Geschäfts sei sie gewesen, hatte ich gehört. Daher mein Zweifel, ob das jetzt ein guter Moment wäre, hierher zu kommen.

Aus dem Nebenraum kam eine blass aussehende Frau, die auf mich so wirkte, als ob sie geweint hätte. Oder wenigstens so, als ob sie nah dran gewesen wäre.

Die Chefin hatten alle gemocht, wenn ich das richtig verstanden hatte.

Beim Anblick dieser Frau schöpfte ich noch mehr Hoffnung, nachdem ich im ersten Institut schon angesichts der Aufbahrungsräume wieder aufgelebt war. Vielleicht war ich jetzt auch schon mehr an die Atmosphäre von Bestattungsinstituten gewöhnt – man sollte das wirklich kennen, bevor der Ernstfall eintritt.

Hier fühlte ich mich gleich zu Hause, vielleicht spielte eine Rolle, dass es das Institut war, das quasi Nachfolger unseres damaligen Bestatters war. Das hatte etwas Vertrautes. Und dann war hier gerade noch ein vermutlich trauernder Mensch, eventuell verweint, falls sie nicht einfach nur akutes Kopfweh hatte, und gerade jetzt in diesem Moment tat es mir gut, dass es hier ›menschelte‹.

Der Juniorchef sei noch in der Mittagspause, aber sie könne mir schon ein paar Dinge sagen und zeigen, bis er gleich wiederkomme.

»Möchten Sie schon mal die Aufbahrungsräume sehen?«

»Ja gerne.«

Auf dem Weg dorthin war die Entscheidung gefallen, ganz egal, was noch kommen sollte. Ich atmete durch. Ausgerechnet die Betroffenheit von einem eigenen Trauerfall, der hier zu verwinden war, tat mir jetzt gerade gut. Was hier vor sich ging, konnte ich greifen und verstehen, und damit kam ich bestens klar. In dieser Lage befand ich mich ja gerade selbst.

Was für eine bescheuerte Idee eigentlich, dass das im Hinterkopf eh schon präsente Bestattungsinstitut nicht so gut geeignet wäre, wenn sie selbst gerade einen Trauerfall haben. Als ob das eine ansteckende Krankheit wäre. Wenn ja, hätten wir die ja eh schon. Ich schüttelte über mich selbst den Kopf. Was man sich darin manchmal alles so zusammen denkt!

Glück gehabt. Wir waren gerettet.

Ich kondolierte dem Juniorchef wegen des Trauerfalls und schilderte ihm unsere Lage: »Das ist schon komisch für mich herzukommen, während meine Mutter noch lebt. Aber ich muss ja wissen, wen ich demnächst rufen lasse, wenn es so weit ist.«

»Das ist genau der richtige Weg«, versicherte mir der Bestatter. »Wir besprechen jetzt erst mal grob, was geplant werden soll, und dann schicke ich Ihnen einen Kostenvoranschlag.«

Einen Kostenvoranschlag!

Für mich war eine Beerdigung so eine Art Naturkatastrophe, die über einen kommt. Dafür holte man Kostenvoranschläge ein? Wer hatte denn Zeit für so was? Sollte ich am Ende schauen, ob der Eichensarg anderswo für zehn Prozent günstiger zu haben wäre oder die Schmuckurne, je nachdem, wie es ausgehen würde? Andererseits war es natürlich nicht verkehrt zu erfahren, was da finanziell auf uns zukäme.

Wir führten das Beratungsgespräch in einem kleinen Besprechungsraum, und auch hier erinnere ich mich an keine Farben, aber das war nicht mehr wichtig. Ich fand wieder komplett zu mir zurück. So schlimm war die Atmosphäre in einem Bestattungsinstitut gar nicht, nur halt neu für mich.

Der Bestatter würde die Variante Erdbestattung und Urnenbestattung grob berechnen und mir zuschicken. Ich könne dann, wenn es so weit sei, die passende Variante auswählen.

Erleichtert verließ ich das Bestattungsunternehmen, dankte innerlich der verstorbenen Chefin des Hauses für die Atmosphäre in ihrer Firma und fuhr zu meiner Mutter. Ich hatte eine weitere Hürde genommen. Wir hatten einen Bestatter und auch noch den, auf den wir früher schon vertraut hatten, bevor ich das infrage gestellt hatte.

Ich informierte die Pflegerinnen, wen sie im Falle des Falles anrufen sollten.

Vielleicht ist es mit der Wahl eines Bestatters ja so ähnlich wie mit der Auswahl eines Hausarztes. Es lohnt sich, Empfehlungen einzuholen, aber am Ende kommt es darauf an, ob die Chemie zwischen Arzt und Patient stimmt. Oder zwischen Bestatter und Angehörigen. Ich weiß aus sicherer Quelle, dass es für andere Trauernde gerade das andere Bestattungsinstitut war, mit dem sie beste Erfahrungen gemacht haben.

Ob man sich wohl frühzeitig Gedanken um seinen eigenen Bestatter machen sollte? Wenn das mit der Chemie so wichtig war? Ich finde das keine schlechte Idee. Eine Freundin hatte uns zu einem Geburtstag in ihren Sechzigern damit verblüfft, dass sie mit einer anderen Freundin zusammen Angebote von

Bestattern sondiert und am Ende ihre eigene Beerdigung mit allem Drumherum schon mal geplant hatte. Ganz ohne akuten Anlass. Die beiden waren weder krank noch plötzlich lebensmüde geworden. Ganz im Gegenteil hatten sie mit großem Vergnügen von ihrem Abenteuer erzählt.

Im Zimmer meiner Mutter empfing mich wieder diese einhüllende, friedliche Stille, die auch durch das ›Ave-Maria‹ aus dem CD-Player keinen Schaden nahm. Trotzdem stellte ich die Musik ab, setzte mich auf den gewohnten Stuhl ans Bett und betrachtete meine Mutter, wie sie ihre Hände um das Holzkreuz aus Bethlehem gelegt hatte und nichts als Frieden ausstrahlte, während ihr immer stärker gewölbter Bauch vor sich hin gluckerte.

Hier zu sitzen tat mir so gut.

Das muss man sich mal vorstellen. Das erklärt einem keiner. Dass es schön sein kann, mit einem friedlich Sterbenden zu sein.

Hatten wir am Ende doch noch alles gut miteinander hinbekommen? Waren die Kämpfe, die wir ausgetragen hatten, eigentlich unnötig gewesen? Oder gerade eine gute Voraussetzung dafür, dass wir unsere Angelegenheiten miteinander geklärt hatten, und uns jetzt einfach wohlfühlen und dabei zuschauen konnten, wie alles ohne jede Anstrengung seinen vorgesehenen Gang nahm?

Ich glaube, die Kämpfe waren sinnvoll gewesen – und ebenso meine Entscheidung, mich einmal in meinem Leben für etliche Wochen aus der Verantwortung des Einzelkindes für meine Eltern, zuletzt nur noch meine Mutter, auszuklinken. Mein Mann übernahm das in dieser Zeit, und ohnehin war sie im Altenheim gut versorgt. Aber ich brauchte diese Phase der Selbstbesinnung, zu der ich mich erst durchgerungen hatte, als ich krank war und ein kluger Arzt mir vom sturen Durchhalten um jeden Preis schon länger abgeraten hatte.

Danach war es bergauf gegangen. Es gibt auch ›Heilung durch Trennung‹, hat mir mal jemand gesagt. Für mich war diese Zeit der Anfang des Heilungsprozesses, der jetzt so unerwartet leicht und mühelos weiterging.

Ich war dankbar. Sehr.

Sie war sowieso immer dankbar gewesen. Ein schönes Vorbild. Es ist so angenehm, mit dankbaren Menschen zu sein.

Es gab genug Murks im Leben, aber nicht nur. Schönes auch, und warum nicht einfach mal dem Schönen eine Chance geben? Warum nicht das an der Situation genießen, was eine Schönheit hatte?

Eine Pflegerin schaute kurz nach meiner Mutter und unterbrach mich in meinen Gedanken. Das war auch schön. Alles war heute so schön. Dieses liebevolle Umsorgen durch das Personal …

Durch die offene Tür sah ich zwei alte Freundinnen meiner Mutter über den Gang kommen, offensichtlich auf dem Weg zu ihr. Sicher hatten sie von der Situation erfahren und wollten sie noch einmal besuchen. Auch schön …

Sie kamen in den Raum, schauten von mir zu meiner Mutter und zurück, und in ihren Gesichtern war ein Schrecken zu sehen, in den ich mich erst einen Moment hineinfinden musste. Meine Mutter schlief, sie reagierte nicht. Ich bot ihren Freundinnen Stühle an und wehrlos ließen sie sich darauf nieder. Der Anblick meiner Mutter hatte sie völlig unvorbereitet getroffen. Sie hatten einen Fahrer gehabt und deswegen nach Langem die Gelegenheit, Besuche hier im Altenheim zu machen. Daher waren sie hier. Sie hatten mit ihrer alten, geistig regen Freundin im Rollstuhl gerechnet, was ja schon schlimm genug gewesen war, aber nicht mit einer Sterbenden, die sie nicht wiedererkannten.

Wie schon neulich die Nachbarin sagten sie beide, immer noch fassungslos, dass sie gegangen wären, wenn sie mich nicht gesehen hätten, weil sie nicht für möglich gehalten hätten, dass die Frau hier im Bett meine Mutter und ihre alte Freundin sei.

Da saß ich nun, glücklich mit meiner zufriedenen Mutter auf ihrem Sterbebett und gab mein Bestes, ihren Freundinnen zu vermitteln, dass alles gut war.

Aber der Schock saß anscheinend tief. Vielleicht, dachte ich mir, ist es eine ganz andere Situation, wenn man in den fortgeschrittenen Achtzigern ist wie die beiden und sich vorstellt, wie schnell man selbst in die Lage kommen könnte, in der meine Mutter jetzt war.

Sie blieben noch eine Weile mit mir am Bett sitzen, ohne dass meine Mutter wach wurde. Noch sichtlich benommen brachen sie auf, um den nächsten Hausbewohner zu besuchen. Hoffentlich würden sie da eine aufbauende Erfahrung machen. Das wünschte ich ihnen wirklich.

Dass meine Mutter so viel und anhaltend schlief, hieß für mich auch, dass sie mich jetzt nicht permanent an ihrer Seite brauchte. Ich machte zwei schnelle Runden durch den Park, um wenigstens etwas Bewegung zu haben, unterhielt mich mit einer Mitbewohnerin und besorgte mir etwas zu essen in der Cafeteria, in der wir so oft an Sonntagnachmittagen gemeinsam gesessen hatten.

Mein Mann und ich, ab und zu auch die Kinder, mit Kaffee und Kuchen, meine Mutter mit einem Vanilleeis. Aber ohne Sahne.

Sahne nahm meine übergewichtige Mutter schon seit Jahren nicht mehr zum Eis oder zu Kuchen.

Denn: »Die macht dick.«

Sahne kam nicht infrage, da war sie eisern. Sie aß jede Menge Süßigkeiten, aber wenn man auf Sahne verzichtet, geht das. Sie verstand selbst nicht, wie es zu ihrem Übergewicht kommen konnte, wo sie doch Süßstoff in den Kaffee nahm statt Zucker und auf Sahne verzichtete. Sie fand das ein bisschen gemein und ungerecht.

Fast fünf Jahre lang waren Cafeteria und Park Teil unserer Wochenenden gewesen, der Platz war mir vertraut geworden. Hier hatten wir Feste gefeiert und vor unserer sonntäglichen Runde durch den Park gesessen, den meine Mutter anfangs noch mit dem Rollator selbst begehen konnte, erst die große, später nur noch die kleinere Runde. Und danach wurde sie im Rollstuhl geschoben. Das war jetzt vorbei. Ihr Zimmer würde sie nicht mehr lebend verlassen.

An einem Tisch in der Cafeteria sah ich die beiden Freundinnen meiner Mutter bei einem Kaffee sitzen. Sie warteten auf den Fahrer, der sie gleich abholen würde, und sahen immer noch arg betroffen aus. Wir verabschiedeten uns, und ich ging, mit meinem Imbiss versehen, zurück zu meiner Mutter.

Diesmal schlug sie die Augen auf, kurz nachdem ich ihr Zimmer betreten hatte. Über sie gebeugt erzählte ich ihr, wer sie gerade besuchen wollte. Ob ich die beiden zurückholen solle, wenn sie noch da wären? Unter Aufbietung aller Kräfte hauchte meine Mutter »holen« hervor.

Aber ich kam zu spät, ihre Freundinnen waren schon fort. Enttäuschung war meiner Mutter nicht anzumerken. Ich erzählte ihr noch von den beiden und war mir sicher, dass sie verstanden hat, wer da vorhin bei ihr gesessen und Grüße für sie dagelassen hatte.

Langsam hatte ich den Eindruck, dass ich hier in den letzten Tagen meiner Mutter jede Menge Lektionen in Lebenskunst bekam. So wie Mitch Albom in dem zauberhaften Buch: ›Dienstags bei Morrie‹, einer wahren Geschichte über den letzten ›Kurs‹, den sein Professor Morrie Schwartz ihm vor seinem Tod noch gegeben hat, immer dienstags, während er dem Tod stetig näher kam. Mit letzter Kraft gab er die Essenz seines Lebens an seinen Schüler weiter. Das Wichtigste, findet Morrie in seinen letzten Wochen, sei *zu lernen, wie man Liebe gibt und wie man sie in sich selbst hineinlässt*, und er zitiert einen weisen Mann, der gesagt hat, Liebe sei *der einzige rationale Akt*. Morrie nutzt sie aus, die Zeit, die ihm bleibt, sich zu verabschieden und noch so viel zu geben, wie er kann. Denn, so sagt Morrie, beim Geben fühle er sich so lebendig. *Geben bedeutet Leben.* Es geht ihm körperlich elend, aber das, findet Morrie, sei wirklich ein Glück, diese noch geschenkte Zeit. Und die Wirkung, die sein ›Kurs‹ auf seinen Schüler Mitch hatte – und auf diejenigen, die das Buch lesen – ist beachtlich.

Die Botschaft, dass am Ende allein die Liebe zählt, die hat auch Bronnie Ware, über die ich noch schreiben werde, von einem ihrer sterbenden Patienten übermittelt bekommen. Aus ihrer Zeit der Sterbebegleitung berichtet sie viele anrührende

Geschichten von Heilung und Versöhnung im Angesicht des Todes. In den unterschiedlichsten Büchern, die ich später zu dem Thema las, taucht das immer wieder auf.

Was meine Mutter mir gerade vorlebte war, einfach mit allem einverstanden zu sein – früher keine ihrer Königsdisziplinen – und das machte ihr den Rest an Leben leicht. Zwar hatte sie eine Präferenz gehabt, die Freundinnen ein letztes Mal zu sehen, und das hatte sie immerhin zur Kraftanstrengung zweier gehauchter Silben bewegt. Aber wenn es anders kam: auch gut. Meine Mutter war in ihren letzten Lebenstagen chronisch einverstanden. Wenn mir das mal jemand prophezeit hätte, ich hätte ihn für komplett verrückt erklärt. Alles, was immer so wichtig gewesen war, die zahllosen Details, wie es hatte sein müssen – auf einmal war es egal und irgendwie gleich gut.

Meine Mutter strahlte die tiefe Überzeugung aus, dass nicht nur alles gut würde, nein, es war schon alles gut!

Das würde ich mir merken. Hoffentlich würde ich das nicht vergessen. Am besten, ich schreibe das hier zum Nachlesen auf. Langsam dämmerte mir, dass es gar nicht so schlecht wäre, wenn ich meiner Mutter so gliche, wie es viele behaupten. Auf einmal bekam ich Lust darauf, ihr zu gleichen.

Und dann die gute Nachricht, dass man sich weiterentwickeln kann, bis man tot ist. Auch noch auf dem Sterbebett. Oder sogar gerade auf dem Sterbebett, wenn ich das hier richtig verstand. Das war bei meinem Vater nicht so erkennbar gewesen, weil er sich nicht mehr verständlich machen konnte, weder verbal noch durch die eingeschränkte Mimik des lange an Parkinson Erkrankten. Meine Mutter zeigte mir eine Art zu sterben, die ich noch nicht kannte, auch nicht aus den Erzählungen über das beeindruckende, schnelle und bewusste Sterben meiner Oma.

Meine Mutter lebte mir bewusstes Sterben vor, bei dem man eben noch alles erledigte, wozu man vorher nicht gekommen war, das man aber bereinigt zurücklassen wollte. Wie gut war das denn?

Persönlichkeitsentwicklung war ein Thema, das mich als Psychologin naturgemäß beschäftigte. Das hier war Persönlichkeitsentwicklung auf höchstem Niveau, wenn ich nur an die Verabschiedung von David mit der Segnung dachte. Oder vielleicht war es eher die Persönlichkeits-Auswicklung? Die kleinen Eigenheiten und Marotten, die die Persönlichkeit so ausmachen, die brauchte meine Mutter nicht mehr. Die legte sie noch schnell eben ab. Mit der Eleganz einer durchtrainierten, erfahrenen Balletttänzerin, der man keinerlei Anstrengung anmerkt, während sie eine anspruchsvolle Choreografie auf die Bühne bringt.

Alle Achtung, Mama. Gut zu wissen, dass ich noch jede Chance habe, ein paar meiner Macken abzulegen, die ich eigentlich schon lange leid bin. Es ist offenbar nie zu spät.

Das sagt übrigens auch Elisabeth Kübler-Ross, und die kennt sich mit Sterben gut aus. In ›Sterben und leben lernen‹ schreibt sie: *Für mich ist dies das Wunder des menschlichen Lebens, dass es nie zu spät ist.*

Ich mag PionierInnen, und sie war eine. Sie schrieb tabulos über Sterben, als man das noch gar nicht machte. Ihretwegen kann ich jetzt einfach so leicht darüber schreiben. Sie hat den Weg dafür frei gemacht.

In den Büchern, die ich nach dem Tod meiner Mutter dazu las, fand ich diese Einschätzung immer wieder. Von Sterbenden, meint Frau Kübler-Ross, können wir so viel lernen. Nicht nur über das Sterben, sondern auch über das Leben.

Ja, genauso hatte ich das empfunden. Ganz fantastische Lehrer seien sie, sagt die Frau, die sich mit der Erforschung des Sterbens befasst hat. Und eines, was man von ihnen lernen könne, sei das Leben ›im Hier und Jetzt‹.

Vieles, was uns im Alltag aufreibt, ist für den Sterbenden überhaupt nicht mehr von Belang. Er muss nicht mehr die Einkaufsliste für nächste Woche zusammenstellen und hat überhaupt keinen Termin mehr zu bedenken. Bei meiner Mutter klappte das auch prima ab dem Zeitpunkt, als die erst montags zu regelnde finanzielle Angelegenheit mit dem Taschengeld vom Tisch war. Es zählte nur noch der Moment.

Darum ist Beschäftigung mit dem Sterben fürs Leben so vorteilhaft. Weil man lernen kann, bewusster und intensiver zu leben.

Und noch etwas las ich in den Büchern, was ich auch an meiner Mutter hatte feststellen können: Mehrheitlich soll bei Sterbenden der Hang zum Altruismus die Oberhand gewinnen. Sicher nicht bei allen, aber anscheinend ist es eine Gelegenheit, bei der liebevolle Zuwendung zu anderen neu oder verstärkt hervortreten kann.

Das war sogar bei meiner Mutter so, die ja zeitlebens gern ›gute Werke‹ tat, wie sie es nannte, und insofern immer schon wusste, dass Egoismus nicht der Schlüssel zum Glück ist, wie auch viele Psychologen versichern. Das war ihr immer klar gewesen. Danach hatte sie gelebt.

Aber auch bei ihr nahm der Altruismus beim Sterben eine neue Form an. Er wurde selbstloser. Schon früher wollte sie, dass es mir gut geht – aber mich loslassen, was dabei manchmal geholfen hätte, das war ihr damals zu schwer. Am Ende dann überhaupt nicht mehr. Das war so eindrücklich, das hat bei mir wirklich ausgelöscht, was vorher als Stachel noch da gewesen war. Sauber akkurat herausgezogen, desinfiziert und anscheinend komplett verheilt. Ich finde nicht mal mehr eine Narbe.

Was hatte ich für ein Glück, dass meine Mutter nicht plötzlich vom Tod mitten aus dem Leben gerissen worden war, wie sie sich das früher gewünscht hatte. Ich wette, sie sieht das inzwischen genauso. Dorothea Mihm schreibt übrigens, bis zum Mittelalter habe so ein plötzlicher Tod als tragisches Ereignis gegolten.

Weil diese Zeit so kostbar sein kann, regt Frau Kübler-Ross an, dass man sterbende Angehörige, wenn die Medizin nichts mehr für sie tun kann, nach Hause holt, wenn das möglich ist. Und sie hält ein flammendes Plädoyer dafür, die Kinder einzubeziehen, sie am Sterben teilhaben zu lassen, sie das miterleben zu lassen. Sie ist überzeugt davon, dass das die Kinder stärkt. Sie können mitgestalten, sie können das Sterben eher begreifen, sie werden nicht am Ende von Tatsachen, die sie gar nicht nachvollziehen können, überrollt. Und dann, davon ist die Sterbeforscherin überzeugt, ist es am Ende für sie, wenn sie später mal in die Sterbephase eintreten, eine so gute Ausgangsbasis, weil sie schon ihre Erfahrungen damit gemacht haben.

Die Angst vor dem Tod ist auch die Angst vor dem großen Unbekannten. Und die ist geringer, sagt Elisabeth Kübler-Ross, wenn man den Tod wenigstens als Begleitperson schon kennengelernt hat. Er ist dann nicht mehr so unbekannt.

Vom Sterben meines Vaters haben wir die damals noch jüngeren Kinder nicht ferngehalten, auch wenn letztlich der Zufall gewollt hat, dass sie im direkten Sterbeprozess bei ihrem Vater waren. Aber sie hatten über Monate hinweg miterlebt, wie Opa immer mehr verfiel, und so war es für sie kein unerwarteter Schock. Sie hatten alle Möglichkeiten gehabt, von ihm Abschied zu nehmen. Das war so gut, denn Opa war seit jeher wichtig für sie gewesen, vor allem für den jüngeren Sohn, der bei meiner Trennung von seinem Vater erst knapp zwei Jahre alt war und für den der Opa in seinen frühen Jahren, an die er sich erinnern kann, eine wichtige männliche Bezugsperson im Alltag war.

Die Eltern für die Sterbephase nach Hause zu holen, das hatten wir letztlich mit beiden Eltern so gemacht. Auch wenn meine Mutter aus dem Krankenhaus in ihr Altenheim-Zuhause zurückkehrte, das für sie nun mal ein wirkliches Zuhause war. Das war der Ort, an dem sie sich am sichersten fühlte, da hatte sie die gewohnten Gegenstände um sich herum, wie die Gobelin-Maria, die bekannten Gerüche und die vertrauten Pflegerinnen. Und dazu die Familie als täglichen Besuch.

Bis zuallerletzt ist noch so viel möglich. Die Bücher von Dorothea Mihm und Bronnie Ware liefern schöne Beispiele dafür, wie Menschen in der allerletzten Lebenszeit noch Ungeklärtes zu Ende bringen und heilen können oder noch etwas Schönes erleben, bevor sie endgültig Abschied nehmen. Ein kleiner Aufschub, vielleicht nur für einen Tag, kann dann einen großen Unterschied machen. Frau Mihm geht sogar so weit zu sagen, dass es sich lohnt, jemanden zu reanimieren, wenn er dann noch die Chance hat, und sei es nur für eine Stunde, Mitgefühl zu erleben und in einer vertrauensvollen Atmosphäre aus der Welt zu gehen. Und Frau Ware schreibt über große Entwicklungsschritte einiger Sterbender in ihrer letzten Phase. Es geht auf jeden Fall nicht darum, die letzte Hürde möglichst schnell zu nehmen, sondern eher darum, mitzunehmen, was diese Zeit noch als Chancen bietet.

Dorothea Mihm beschreibt als Beispiel, wie ihre Beziehung zu ihrem Vater in den letzten Tagen, die er zu Hause verbracht hat, eine ganz unerwartete Wendung genommen und sie ganz neue Seiten an ihm erlebt hat. Zärtliche Berührung gab es bis dahin nicht, schreibt sie, aber plötzlich war ihr Vater dazu fähig. Sie fühlte sich von ihm in den allerletzten Tagen zum ersten Mal wirklich gesehen, wertgeschätzt und geliebt. *Es war ein Verstehen auf Augenhöhe, in gegenseitiger Liebe.*

Das klingt vielleicht etwas pathetisch, aber so könnte ich das auch beschreiben, was sich bei uns in den letzten Tagen entwickelt hat.

In dem Buch ›In deiner Trauer getragen‹ von Mechthild Schroeter-Rupieper findet sich eine ähnliche Geschichte über eine heilsame letzte Begegnung mit ihrem Vater und darüber, wie froh sie war, ihm noch einmal ganz deutlich sagen zu können, wie viel er ihr bedeutet. Übrigens rät sie nach dieser Erfahrung dazu, nicht so lange zu warten, sondern es seinen Liebsten schon viel eher und gern auch öfter zu sagen. So sehr diese Zeit anscheinend wundersame Möglichkeiten bereithält, niemand ist gezwungen, es bis dahin aufzuschieben. Gute Erfahrungen und Heilung von Beziehungen sind schließlich in jeder Lage schön.

Diese letzte Zeit war ein Geschenk für uns alle. Ich hatte nicht den Wunsch, sie abzukürzen, damit es jetzt endlich geschafft wäre – außer in Momenten, in denen ich mich fürchtete, es kräftemäßig nicht durchzustehen. Es war nicht wichtig, wann es vorbei war. Es würde so lange dauern, wie es nötig war.

So schön, die meditative Ruhe am Krankenbett meiner Mutter. Selbst wenn ich jetzt im Nachhinein daran denke, ist mir diese Stimmung noch ganz präsent. Etwas, das sich tief eingeprägt hat und von dem ich nicht mehr glaube, dass es noch verloren gehen kann. Ich kann da immer wieder hingehen, in diese Atmosphäre, wenn ich mich in die Zeit am Sterbebett meiner Mutter zurückversetze. Ich wünsche mir, dass es mir gelingt, Sie dahin mitzunehmen.

Es dauerte nicht lange, bis weiterer Besuch eintraf. Eine gute Bekannte, auch eine von Mutters ›treuen Seelen‹, schaute ins Zimmer. Sie kannten sich von früher, und als ehrenamtliche Kraft im Altenheim hatte sie meine Mutter mit in ihren Besuchskreis aufgenommen. Als ich zeitweilig gesundheitlich ganz ausfiel, hatte sie ihr notwendige Sachen mitgebracht und die Unterpflanzung ihres Rosenbäumchens auf den neuesten Stand gebracht. Sie war in den letzten Tagen schon einmal da gewesen, aber angesichts der vielen Besucher gleich wieder gegangen.

Meine Mutter schlief zwar gerade wieder, aber sie setzte sich zu mir.

Wir kamen ins Gespräch über das anstehende Thema der Beerdigung. Sie hatte immer hier am Ort gelebt und berichtete mir von ihren Erfahrungen. Die von mir aufgesuchten Bestattungsunternehmen, die ich erwähnte, seien auf jeden Fall gut, da könne ich überhaupt nichts falsch machen.

Von dem Rasengrab, für das wir uns entschieden hatten, war sie allerdings nicht so überzeugt. Sie empfand die Anlage wenig ansprechend, fast etwas trostlos.

Darüber hatte ich noch gar nicht nachgedacht und sie mir nicht angesehen. Auf den Fotos in Bestattungsunternehmen eins war mir nichts Nachteiliges aufgefallen, aber wer weiß, wie einseitig ausgewählt oder kosmetisch nachbearbeitet solche Fotos waren.

Meine Mutter war ihrem Heimatdorf so verbunden, dass ich es bislang selbstverständlich gefunden hatte, dass sie dort beerdigt werden wollte und sollte.

»Es gibt ein Gemeinschaftsgräberfeld in der Nähe des Altenheims«, sagte ihre Bekannte, »das finde ich sehr schön. Darüber habe ich mit deiner Mutter mal gesprochen und es hat ihr wohl gefallen. Die Anlage wird jahreszeitlich bunt bepflanzt, und es gibt auch Ecken abseits unter einem Baum.«

Das klang gut, die Besucherin war ebenso wie meine Mutter Blumenliebhaberin, und wenn sie diese Grabanlage ansprechend fand, würde sie mir sicher auch zusagen. So einen Platz konnte ich mir auf Anhieb für meine Mutter vorstellen.

»Meine Mutter müsste dann natürlich zentral am bunten Blumenbeet unterkommen«, meinte ich.

Da waren wir uns einig. Ich nahm mir vor, es so bald wie möglich anzuschauen und war für die Anregung dankbar. Vielleicht war das die Lösung.

Mir selbst war völlig egal, wie ich mal bestattet würde. Nur möglichst ökologisch sollte es sein, also eher keine Erdbestattung. So dachte ich zu dem Zeitpunkt noch, bis ich erfuhr, dass das gar nicht eindeutig geklärt ist.

Als verantwortliche Tochter schien mir dennoch wichtig, dass meine Mutter die passende Bestattung bekäme. Etwas widersinnig, weil sie mir ja klar gesagt hatte, dass es ihr herzlich egal sei. Ob mein Perfektionismus gerade mal wieder Blüten trieb?

Mein Mann fand nicht sehr naheliegend, dass ich die Bestattungsmodalitäten neu überdenken wollte, aber er ist klug genug, mich nicht zur Unzeit mit Argumenten zu strapazieren, die gerade sowieso nicht zu mir durchdringen würden. Sein Blick fiel allerdings ziemlich gottergeben aus. Ob er wohl schon seine letzten Reserven mobilisieren musste, um hinzunehmen, dass seine Frau in einer angespannten Situation noch einen weiteren Nebenkriegsschauplatz eröffnen wollte?

Ich nahm jedenfalls die Besichtigung der möglichen Grabanlagen in meine To-do-Liste mit auf. Jetzt hatte ich schon erfolgreich einen Bestatter gefunden, nun sollte es auch der bestmögliche Ort für die Bestattung werden.

Wie jeden Abend streichelte ich meine Mutter und verabschiedete mich von ihr, auch wenn sie gerade schlief, denn ich konnte ja nie sicher wissen, ob ich sie am nächsten Tag noch lebend wiedertreffen würde.

Wenn keine besondere Nachricht aus dem Altenheim einträfe, würde ich morgen erst am Mittag wiederkommen, und mein Mann würde mich auch nicht vertreten. Auf der Station gab ich Bescheid. Sollte es nötig sein, sofort zu kommen, würde ich informiert.

TAG **ACHT**

WO SOLL DIE LETZTE RUHESTÄTTE SEIN?

Ich startete langsam und gemächlich in den Tag, frühstückte in aller Ruhe und schaffte ein bisschen Ordnung im Haushalt. Alles ohne Hektik, es machte keinen Sinn mehr, dem herannahenden Tod entgegen zu hetzen. Wozu auch? Das Handy hatte nicht geklingelt, also gab es keine neueren Entwicklungen.

Ich rief unseren Bestatter an, wir hatten ja jetzt einen, und sprach ihn auf das Gemeinschaftsgräberfeld an.

»Das ist eine sehr schöne Anlage«, sagte er. »Sie wird von einer Gärtnerei gepflegt, der Betrag ist im Preis für die Grabstelle enthalten. Es wird etwas mehr kosten als das Rasengrab im Dorf, aber das ist überschaubar. Ich nehme das gern mit in den Kostenvoranschlag auf, wenn Sie möchten.«

Es ging voran.

Als Erstes würde ich mir heute dieses Gräberfeld anschauen, dann zu meiner Mutter ins Altenheim fahren. Ich erwärmte mich für die Idee, meine Mutter an einem schönen, jahreszeitlich wechselnd bepflanzten Platz beerdigt zu wissen – ganz so, wie sie es früher in ihrem Garten gemacht hatte, solange sie es noch konnte. Mittlerweile hatte ich erfahren, dass unser Bestatter von damals selbst in einem älteren Gräberfeld auf diesem Friedhof beigesetzt war. Vielleicht wäre sie da sogar in der Nähe vertrauter Dorfbewohner. Und wenn er als Bestatter diesen Platz gewählt hatte, oder seine Frau für ihn, dann war das doch so etwas wie eine Fünf-Sterne-Bewertung. Das waren schließlich in solchen Dingen bewanderte Leute.

Ein bisschen aufgeregt ging ich auf meine Shopping-Tour der besonderen Art. Ich hatte noch nie eine Grabstelle gekauft oder ausgesucht. Für meinen Vater hatten das meine Eltern alles lange im Vorhinein gemeinsam geplant. Damit hatte ich gar nichts zu tun gehabt. Die alte, in einigen Jahren abgelaufene Gruft meines Vaters nachzukaufen, meine Mutter dort bestatten zu lassen und dann nochmals dreißig Jahre für die Bepflanzung oder professionelle Gräberpflege zuständig zu sein, hatten wir im Vorfeld schon gemeinsam ausgeschlossen. Daher musste ich mich nun für eine neue Grabstelle entscheiden.

Ich hatte Mühe, auf dem mir unbekannten Friedhof die Grabanlage zu finden, und irrte eine Weile umher. Schließlich fand ich den gesuchten Bereich.

Es sah ganz nett aus. So, wie die Bekannte meiner Mutter es beschrieben hatte. Mit Bäumen am Rand, einer zentralen jahreszeitlichen Bepflanzung, die im Sommer vermutlich bunter ausfallen würde, und kleinen Stelen, in die Namen und Daten der hier Bestatteten eingemeißelt waren.

Es war wirklich ›ganz nett‹.

Mehr nicht. Nur ganz nett. Es machte nicht ›Klick‹. Auf den verschiedenen Stelen sah ich keine mir bekannten Namen. Ich fand überhaupt keinen Bezug dazu, warum meine Mutter hier beerdigt werden sollte. Oder dass mich irgendetwas als Besucherin hierherziehen könnte. Ich verband überhaupt nichts mit diesem Platz. Obwohl ich mir wirklich Mühe gab. Denn abends im Bett hatte sich die Vorstellung dieser schönen Anlage in meinem Kopf schon so verfestigt, dass ich hoch motiviert war, das hier zu mögen.

Ich war enttäuscht. Nichts sprach dafür, dass das der gesuchte Platz war. Und die Rasengräber im Dorf wären womöglich noch trostloser. Was sollte ich denn dann machen?

Auf jeden Fall sollte ich gleich zu meiner Mutter fahren. Der Umweg über das Dorf kam nicht in Betracht. Das musste bis morgen warten, denn abends im Dunklen würde ich dort eh nichts mehr sehen. Es zog mich jetzt alles zu ihr, wo sie schon länger als sonst ohne einen Angehörigen den Tag verbracht hatte.

Ich stieg wieder ins Auto und machte mich sorgenvoll auf den Weg ins Altenheim. Einer Lösung war ich nicht nähergekommen. Der richtige Platz für sie war noch nicht gefunden.

Erleichtert stellte ich immerhin fest, dass sie den Vormittag ohne einen Angehörigen überlebt hatte und auf mich nicht anders wirkte als gestern. Sie bekam jetzt meistens zweimal am Tag Morphium, dadurch schien sie keine Schmerzen mehr zu haben. Es wirkte schnell und zuverlässig. Und wenn nicht sofort eine Pflegerin erschien, fand ich heraus, dass die Heilkraft eines ›Gegrüßet seist du, Maria‹ jedenfalls für kurze Zeit das Medikament ersetzen konnte. Manchmal beruhigte sie sich dadurch so, dass ich gar nicht mehr nach der Pflegerin rufen musste. Erstaunlich.

Es erinnerte mich an die Entbehrlichkeit von Asthmamitteln, sobald sie sich im Altenheim in Sicherheit fühlte und keine Angst mehr hatte.

Die Neigung zum Psychosomatischen hatte ich wohl eindeutig von meiner Mutter. Fragte sich nur, ob sie es mir gleich mit den Genen vermacht hatte oder ob es ein Fall von frühkindlicher Prägung oder Lernen am Modell war. Schon wieder etwas, wo ich die Ähnlichkeit mit meiner Mutter nicht leugnen konnte. Ohnehin war ich an den immer gleichen Satz gewöhnt, wenn Bekannte meiner Mutter mich das erste Mal sahen und hörten, dass ich ihre Tochter sei: »Das sieht man.«

Zwischen den Morphinen tauchte meine Mutter gerade kurz aus ihrem Dämmerschlaf auf und bemerkte, dass ich bei ihr saß und sie hielt. Es schien ihr gutzutun, wenn ich ihr den Mund befeuchtete.

Am Vorabend hatte mir eine Pflegerin gesagt, dass sie besser nicht mehr trinken solle, weil wegen des Medikaments die Gefahr bestehe, dass sie sich verschlucken und daran ersticken könnte. Ich solle jetzt nur noch die befeuchteten Schaumstoffwürfel verwenden. Damit war sie auch zufrieden gewesen.

Jetzt signalisierte sie mir, dass sie aus der Tasse trinken wolle. Anders konnte ich das Hingehauchte nicht deuten. Eine Schnabeltasse stand noch im Raum. Als sie mit dem Befeuchten so gar nicht einverstanden schien, beschloss ich, das Risiko auf mich zu nehmen, und gab ihr winzige Schlucke aus der Schnabeltasse. Das reichte ihr, sie war zufrieden.

Ich gestand es später einer Pflegerin. Meiner Mutter diese Schlückchen Wasser in den letzten Lebenstagen zu verweigern, wenn sie danach verlangte, machte für mich überhaupt keinen Sinn. Mein Feingefühl würde schon ausreichen, um zu bemerken, wenn sie der Versuch zu schlucken in Schwierigkeiten bringen würde. Es stand fest, dass es nicht mehr als Tage sein würden, die sie noch vor sich hatte, und die Verkürzung ihres Lebens, für die ich im allerschlimmsten Fall verantwortlich wäre, war mehr als überschaubar.

Ich gewann den Eindruck, dass es für die Pflegerinnen in Ordnung war, wenn ich meiner Mutter vorsichtig dosiert etwas zu trinken gab. Für sie war es vermutlich einfacher, wenn ich die Verantwortung für etwas übernahm, das nach den Richtlinien der Altenpflege womöglich problematisch war. Wahrscheinlich vermuteten sie, dass ich es in ihrer Abwesenheit sowieso tun würde. Mir war der Austausch mit den Pflegerinnen wichtig, ich wollte da keine Heimlichkeiten. Ich mochte das Vertrauensverhältnis, und Vertrauensverhältnisse mögen keine Unwahrheiten.

TAG **NEUN**

ZWEITES FAMILIENWOCHENENDE

Es war Samstag, und heute Nachmittag würde Daniel wiederkommen. Bis spät abends hatte ich an meinem Buchentwurf gearbeitet, mit der Absicht, ihn bis zum Wochenende der Lektorin zu schicken, die Interesse daran hatte.

Heute Morgen war es so weit. Mein Buch-Baby würde ich in mir noch unbekannte Hände abgeben. Das war mir nicht ganz geheuer, aber meine Freundin hätte mir nicht dazu geraten, wenn sie nicht an die passende Chemie glauben würde.

Ich fasste mir ein Herz und klickte auf ›Senden‹.

Vielleicht würde ein neuer Abschnitt in meinem Leben beginnen. Ist man schon Autorin, wenn man ein halb fertiges Buch an einen Verlag mit Lesezusage sendet? Es blieb spannend. Eine Zeit der Neuerungen. Ich hatte mir früher das Leben jenseits der Sechziger irgendwie ruhiger und weniger mit Überraschungen gespickt vorgestellt. Ich schrieb so gern! Wäre doch schön, wenn das Geschriebene Leser fände.

Das war jetzt so weit vorbereitet, nun zurück ins Jetzt.

Da war doch die drängende Frage, wo meine Mutter bestattet würde. Und allzu viel Zeit zur Klärung würde vermutlich nicht bleiben.

Mein Mann übernahm wieder den Wochenendeinkauf und ich fuhr ins Dorf meiner Kindheit, die Rasengräber anschauen. So oft war ich den vertrauten Weg zum Altenheim gefahren und nur noch selten den weiteren Weg ins Dorf.

Beim Autofahren kann ich wunderbar entspannen, zwischen hier und dort.

Das Wetter war grau und diesig, immerhin regnete es nicht. Aber ideales Wetter, um quasi jeden Ort ein wenig ungemütlich und trostlos zu finden. Ich war nicht gerade von glücklichen Vorahnungen durchdrungen, als ich mich dem Dorffriedhof näherte.

Ich stellte mein Auto ab und betrat den neuen Friedhofsteil, den ich bisher nur selten gesehen hatte. Die Rasengräber waren im hinteren Teil und ich ging geradewegs darauf zu.

Der erste Eindruck war merkwürdigerweise trotz Schmuddelwetter gar nicht trostlos. Ich sah viele Grabsteine, davor Lichter brennen, dazu Blumen, Steine oder kleine Engelfiguren auf dem Grabstein. Es gab kleinere Gräber, offenbar für Urnen, und großflächigere Abteilungen für die Erdbestattungen.

Bei den Urnengräbern fiel mir ein besonders schöner Grabstein ins Auge und ich war betroffen, dass dort eine mir sympathische Frau beerdigt war, kaum älter als ich, von deren Tod ich nichts gewusst hatte. Der erste Eindruck war schon mal angenehm: ästhetisch schön und in ›menschlich‹ – sagt man das noch so nach dem Tod? – angenehmer Gesellschaft.

Und dann sah ich das letzte aufgeworfene Erdgrab, neben dem das meiner Mutter im Falle einer Erdbestattung ausgehoben würde, wenn nicht vorher noch jemand sterben und diese Bestattungsart an dem Platz wählen würde.

In dem Moment war vollkommen klar, wo die letzte Ruhestätte meiner Mutter sein würde.

Ich bin immer wieder erstaunt über die vielen verblüffenden Zufälle in meinem Leben.

Synchronizität nennt das der im vorigen Jahrhundert verstorbene Psychiater C.G. Jung, wenn Dinge, die eigentlich nicht ursächlich zusammenhängen, auf eigenartige Weise ineinandergreifen.

Da war gerade das Manuskript zu meinem Herzensbuch an

den Verlag verschickt, in dem ich dafür werbe, dass Kindern der Zugang zu beiden Eltern und deren Herkunftsfamilien auch nach einer Trennung erhalten bleibt, und ich hatte darin den fehlenden Kontakt zur Familie meines Vaters selbst als schmerzlich beschrieben.

Und nun lag hier, in dem frischen Grab, der Cousin aus der väterlichen Familie bestattet, von dessen Tod ich letzte Woche Freitag vor dem Krankenhaus erfahren hatte. Der zeitweise im Elternhaus meines Vaters gelebt hatte und dessen Vater mein Patenonkel gewesen war. Der denselben Nachnamen trug wie meine Mutter und selbst die Vornamen waren praktisch gleich – einmal in der männlichen und einmal in der weiblichen Variante.

Hier würden sozusagen Vertreter beider meiner Familienwurzeln zusammenkommen. Und wenn das Schicksal eine Erdbestattung wollte, würden sie womöglich in engster Nachbarschaft vereint.

Es machte nicht nur ›Klick‹. Es erklang ein ganzes Orchester mitsamt Paukenschlag.

Die Angelegenheit war so was von klar. Daran änderte auch das diesige Schmuddelwetter nichts.

Mir fiel ein Stein vom Herzen. Alles geklärt! So sollte es sein, und so passte es zusammen. Meine Mutter und das Dorf, die hatten ohnehin immer zusammengepasst. Ich selbst konnte lange nichts als Heimat empfinden, aber meine Mutter hatte diese tiefe Verwurzelung. Hier kam sie her, hier gehörten ihre Überreste hin.

Auch wenn es ihr mittlerweile egal war. Mir war das stimmige Gefühl so wichtig. Hier gemeinsam mit Familie und alten Nachbarn und Bekannten von ihr demnächst Abschied zu nehmen, das fühlte sich so richtig an.

Was für ein guter Tag bisher. Ich stieg wieder ins Auto und glitt Richtung Altenheim, in Vorfreude auf meine Familie.

Meine Mutter bot mir den gewohnten Anblick. Sie lag ruhig im Bett, die Hände hielten sanft ihr Holzkreuz. Aus dem CD-Player erklang das ›Ave Maria‹.

Sich einfach hier neben sie zu setzen war wie Meditation. Manche Leute gehen zu irgendwelchen Gurus zum Satsang; sie sitzen still bei einem spirituellen Lehrer, um da in so eine friedliche Stimmung einzutauchen und von der Präsenz des Gurus etwas zu lernen und für ihren Alltag mitzunehmen. Ich bekam das hier ganz nebenbei von meiner Mutter geschenkt. Ich genoss die Ruhe bei ihr, und dass alles Anliegende geklärt war.

Die Palliativpflegerin, die mich quasi mit pflegte, hatte heute Dienst und verrichtete ganz behutsam ihre Pflegetätigkeiten. Aus ihrer Sicht gab es nichts Neues, es blieb bei dem stetigen langsamen Abnehmen der Lebenskräfte. Keine besonderen Ereignisse.

Mein Mann hatte den Einkauf erledigt und trat leise ins Zimmer. Er begrüßte seine Schwiegermutter auf seine unaufdringliche Art, eine Antwort war nicht mehr zu erwarten, und weitere ausufernde Belobigungen würde er heute nicht mehr aushalten müssen. Er setzte sich neben mich und ließ für Daniel die schon gewohnte Seite zu ihrer Rechten frei.

Ich genieße es immer noch, nach mehr als dreißig Jahren, an seiner Seite zu sitzen. Bei Essen im Freundes- oder Familienkreis, im Kino oder Konzert sitze ich immer noch am liebsten neben ihm. Es fühlt sich wohlig an. Auch hier am Sterbebett meiner Mutter. Ein lange gewachsenes Verständnis ohne Worte.

Es dauerte nur kurze Zeit, bis Daniel zur Tür hereinsah, und hinter ihm kam, etwas unsicher und vorsichtig, seine Frau ins Zimmer. Sie hatte sich vor dem Anblick einer Sterbenden gefürchtet, aber dennoch allen Mut zusammengerafft und sich entschlossen, die Hürde zu nehmen. Daniel nahm seinen gewohnten Platz ein und begrüßte seine Oma auf eine so selbstverständliche Art, dass unsere Schwiegertochter es wagte, sich vorsichtig neben ihn ans Bett zu setzen.

Sie sah etwas starr vor Schrecken aus, aber anders als die alten Freundinnen meiner Mutter entspannte sie sich nach und nach doch ein wenig.

Und so kam es noch einmal zu einem Familientag, an dem meine Mutter vier liebe Menschen um sich sitzen hatte. Es war ein ruhiger Tag in vorwiegend stillem Beisammensitzen, aber auch Gesprächen zwischen uns ›Überlebenden‹ samt Kaffee und Kuchen aus der Cafeteria.

Auch wenn es am Ende für unsere Schwiegertochter nicht so schlimm war wie befürchtet, konnte sie sich mit dem Versagen und dem Verfall des Körpers nicht so wirklich abfinden, doch sie hat es nicht bereut, sich der Erfahrung ausgesetzt zu haben.

Für mich hatte das, was ich am Sterbebett meiner Mutter erlebt habe, so gar nichts Erschreckendes oder auch nur Unangenehmes an sich. Allerdings ist es für mich ohnehin eine gefühlte Wahrheit, dass mit dem Tod des Körpers nicht alles aus ist. Wenn man den Tod auf die Weise kennenlernt wie ich, ist er gar nicht so ein mieser Typ. Zu meiner Mutter war er freundlich, und bei ihrer Mutter war es genauso gewesen.

Ich bin dankbar für diese Familientradition, das lässt für mich schließlich Gutes erwarten. Und für meine Kinder, die mein Sterben wahrscheinlich eines Tages begleiten werden. Nach allem, was ich bis hierher gesehen hatte, habe ich wirklich Glück. Die beiden Söhne waren eine vielversprechende Sterbebegleitung, und wenn es dann mal so weit wäre, würde ich hoffentlich unsere Schwiegertochter nicht mehr allzu sehr damit erschrecken müssen. Ich nahm mir das jedenfalls schon mal vor.

Bisher stand für mich fest: Wenn die Müdigkeit eines Tages zu groß würde, dann würde mir da ein Freund begegnen und kein Feind.

Ich habe immer vermutet, dass das anders ist, wenn junge Menschen aus dem Leben scheiden. Das habe ich noch nie aus der Nähe miterlebt, damit kenne ich mich nicht aus. Ich habe bisher nur das Sterben älterer Menschen erlebt, die vom Leben satt waren und die hier nichts mehr wirklich hielt.

Aber aus der Ferne habe ich mit ganz frühem Tod inzwischen doch eine unerwartete Erfahrung gemacht, und die fiel mir wieder ein, als ich bei Christine Longakers ›Dem Tod begegnen und Hoffnung finden‹ einen Gedanken las, der mir sofort einleuchtete. Frau Longaker findet, dass man das Leben gar nicht nach seiner *Länge* beurteilen muss, sondern stattdessen seine *Tiefe* wertschätzen kann. Und da machte es gleich ›Klick‹.

Bei Instagram habe ich die erstaunliche Geschichte von Evelyn Meissner und ihrem Sohn Emil verfolgt. Emil hatte einen Gendefekt, der in der Schwangerschaft festgestellt wurde, und seine Mutter, die schon zwei Kinder hatte, entschloss sich, Emil trotzdem weiter auszutragen, auch wenn er keine wirkliche Überlebenschance hatte. Die Liebe, die aus ihren Worten sprach, hat mich so gepackt, dass ich täglich auf ihrem Instagram-Account nachschaute, wie es ihr und Emil so erging, und ich fieberte seiner Geburt mit entgegen.

Emil, von seiner Mutter liebevoll ›der Sturkopf‹ genannt, weil er entgegen allen Voraussagen und trotz ständiger Blutungen die Schwangerschaft nicht von sich aus zu beenden gedachte, wurde für mich schon während dieser Zeit immer mehr als Persönlichkeit spürbar, und am Ende hat er dann nach der Geburt drei Tage mit seiner Familie erlebt. Die ganze Geschichte hat eine solche Tiefe, dass sie für mich die geringe Zeitspanne absolut ausgleicht. Emil hat, so wirkt das auf mich, ein zwar kurzes, aber glückliches und mit viel Liebe umgebenes Leben gehabt. Und hat selbst diese Liebe ausgestrahlt.

Damit möchte ich übrigens keiner Mutter ein schlechtes Gewissen machen, die in so einer Lage anders entscheidet, was ich gut nachvollziehen kann. Die Emil-Geschichte zeigt nur auf, dass die Entscheidung seiner Mutter eine Alternative ist, die jeder für sich prüfen kann. Mir hat Emil jedenfalls, ermöglicht durch seine mutige Mutter und den Rest der Familie, die das mitgetragen hat, etwas für mein Leben mitgegeben. Bei einer Lebenszeit von ›nur‹ drei Tagen.

Und dann fiel mir noch ein, dass ich diesen Hinweis, dass die Länge des Lebens nicht entscheidend ist, schon früher einmal gelesen hatte, und mich das damals in einer Lage quasi gerettet hat, in der eines unserer Kinder längere Zeit krank war und ihm niemand helfen konnte. Ich wusste vor Sorge irgendwann nicht mehr ein noch aus. Und da las ich in einem Buch, dass ein Kind auf die Welt kommt und nicht gleich atmet – und dazu die Aussage: Es wird in jedem Fall ein vollständiges Leben gewesen sein, selbst wenn das Kind keinen einzigen Atemzug getan hätte.

Dieser einzelne Satz hat mich damals in meiner Not erreicht. Ab da war mir endlich völlig klar, dass ich es gar nicht in der Hand habe, auch als Mutter, ob und wie lange mein Kind überlebt. Unser Kind war trotzdem noch krank, aber ich von einem Moment auf den anderen wenigstens etwas entspannter.

Glücklicherweise fand sich nach Jahren eine harmlose, behebbare Erklärung für seine Krankheit und er wurde wieder gesund. Diese Lektion in Loslassen habe ich nie vergessen.

Seit ich Emils Geschichte gelesen habe, weiß ich, dass der Tod eines kleinen Kindes etwas ist, das neben dem furchtbaren Verlust doch auch das Geschenk einer gemeinsamen Zeit beinhaltet, egal, wie kurz sie ausgefallen ist. Aber dennoch: Als Mutter ein Kind gehen lassen zu müssen, ist für mich nicht vergleichbar mit dem, was ich mit meiner Mutter nach einem langen Leben, von dem sie müde war, erfahren habe. Da war so wenig Verlust neben all dem Frieden spürbar.

In einer Fernsehsendung über ein Hospiz hörte ich eine Hospizärztin sagen, dass der Tod am Ende wohl schön sein müsse. Denn die meisten, die bei ihnen versterben würden, hätten nachher ein Lächeln auf den Lippen oder so eine Ausstrahlung von Frieden. Und so lautete das Fazit der Sendung: Diejenigen, die am meisten mit dem Tod zu tun hätten, würden ihn am wenigstens fürchten. Besonders beeindruckt hat mich, wie Angehörige die Erfahrung weitergaben, dass die letzte Zeit mit dem Sterbenden eine so gute gewesen sei bis dahin, dass es die beste Zeit überhaupt gewesen sei.

Ich war doch nicht allein mit meiner Erfahrung, stellte ich im Nachhinein fest. Bis dahin kam ich mir nämlich manchmal vor wie ein hierher verirrtes Exemplar einer außerirdischen Spezies, wenn ich zu erklären versuchte, dass ich dort am Sterbebett meiner Mutter eine gute Zeit verbracht habe.

Ich mag Intensität. Ich fürchte mich nicht davor. Ich ertrage es eher nicht allzu lange, wenn das Leben irgendwie leblos wirkt. In dieser Art der Intensität lag so viel Wahrheit. Alles Unwichtige, mit dem wir uns im Alltag beschweren, zählte nur noch wenig. Es schälte sich heraus, was wirklich wichtig war.

Zu meiner Freude scheint eine meiner liebsten Krimiautorinnen, Donna Leon, das auch zu schätzen, worüber ich hier schreibe. Niemals verpasse ich eine ihrer Buchverfilmungen, allein schon wegen des Schauplatzes Venedig. Ich sehe Commissario Brunetti und seiner Familie so gern beim Abendessen auf der Terrasse mit dem herrlichen Ausblick zu und folge ihm durch die venezianischen Gassen. In einem Interview sprach sie über den unterschiedlichen Umgang mit dem Tod in ihrem Herkunftsland und in Italien. Während man in Amerika nicht mehr zu Hause sterbe, hätten fast alle ihre italienischen Freunde schon den Tod einer nahestehenden Person erlebt. Und jeder Einzelne von ihnen betone, wie ihn das geprägt habe, spreche mit Ehrerbietung davon wie von einer heiligen Zeremonie.

Ich und meine Italienliebe, da passen wir wieder so was von gut zueinander. Lange hatte ich gedacht, ich sei aus Versehen im falschen Land abgesetzt worden, denn so richtig wohl und heimisch fühlte ich mich das erste Mal im Leben beim Urlaub in Süditalien mit einer Freundin. Da kann allenfalls das Westmünsterland mithalten, das sich am Ende als meine Heimat angeboten hat. Ich bin anscheinend eine verhinderte Italienerin mit dem Zeug zur Westmünsterländerin.

Immer wieder haben mich früher schon Menschen interessiert und beeindruckt, die sich mit dem Tod und seiner Botschaft fürs Leben eingelassen haben. Neben den Büchern von Elisabeth Kübler-Ross hat mich in den letzten Jahren die Familientrauerbegleitung überzeugt, wie sie hier in meiner Nähe im Ruhrgebiet von Mechthild Schroeter-Rupieper und ihrem Team mit Einfühlungsvermögen und viel Raum für Trauer und Lebensfreude zugleich geleistet und gelehrt wird.

Und gern denke ich zurück an ein Erlebnis bei einem

Seminar im Westmünsterland, meinem Zweit-Italien, mit Monika Renz. Sie berührte die Seminarteilnehmer und die Zuhörer bei einem Vortrag so sehr, dass es stehende Ovationen gab, die sie still geschehen ließ. Sie arbeitet mit schwerstkranken Menschen und berichtete über ein Forschungsprojekt unter dem Titel ›Spirituelle Erfahrungen in Leid und Krankheit‹. Ihr war aufgefallen, dass schwer leidgeprüfte Menschen immer wieder ein unbeschreibliches Glücklichsein schildern würden. In ihrem Buch ›Hoffnung und Gnade‹ werden Geschichten von solchen Menschen und ihren Erfahrungen erzählt. Ein Forschungsprojekt mit schwer an Krebs erkrankten Patienten einer Klinik in St. Gallen, in der sie tätig ist, hatte aufgezeigt, wie häufig Transzendenzerfahrungen auftreten, die das Befinden und die Haltung der Patienten nachhaltig verändern können.

Monika Renz hatte etwas von diesem ruhigen Frieden in den Vortragsraum gebracht, den ich hier auch bei meiner Mutter erlebte. Ich erkannte die Atmosphäre wieder. Ich kann mir gut Stimmungen merken, und wenn ich mich in die Erinnerung hineinbegebe, dann taucht diese Stimmung wieder auf. Dieses stille Glücklichsein, das Frau Renz uns vermitteln wollte, das konnte ich hier gerade täglich bei meiner Mutter beobachten.

Ihr Buch spricht auch von Kämpfen, die die Schwerkranken oder Sterbenden auszufechten haben.

Davon war hier bisher bei meiner Mutter nicht viel zu bemerken – eigentlich gar nichts. Ihr ganzes Leben lang hatte sie immer wieder gekämpft, ob das reichte? Ob sie jetzt nicht mehr kämpfen musste, weil alles fertig gekämpft war für sie?

Ich glaube, sie war durch die lange Phase des Nichts-mehr-tun-Könnens, die sie nie gewollt hatte, schon zurechtgeschliffen worden für das, was jetzt kam. Sie hatte sich genug gewehrt. Das hatte sie jetzt nicht mehr nötig. Sie hatte Besseres zu tun.

Als Daniel und seine Frau sich an diesem Tag verabschiedeten, war klar, dass es für seine Frau ein Abschied für immer wäre. Dass es bei Daniel ebenso sein würde, wussten wir noch nicht.

Tag neun am Sterbebett ging in ruhigen Bahnen seinem Ende entgegen. Auch wir verabschiedeten uns von meiner Mutter. Wir würden sie beide noch lebend wiedersehen.

TAG **ZEHN**

ES KANN SANFT SEIN

Mittlerweile war die Begleitung meiner sterbenden Mutter eine selbstverständliche Lebensform geworden.

Wenn ich an die Zeit zurückdenke, fällt es mir schwer zu glauben, dass es nur so wenige Tage waren. Es fühlt sich nach mehr an. Nicht weil es so anstrengend war und sich dadurch zog. Sondern weil es so dicht und so intensiv war.

Eher wie die Zeit, die im Fluge vergeht, weil es so schön ist. Weil man frisch verliebt ist. Weil die Sonne scheint und das Meer verführerisch glitzert und die Welt einem zu Füßen liegt. So ein italienisches Dolce-far-niente-Gefühl stellt sich da bei mir mit ein, wenn ich zurückdenke.

Manchmal frage ich mich, ob ich das im Nachhinein idealisiere. Aber der Fernsehbericht neulich, der hat mir gezeigt, dass andere ähnliche Erfahrungen machen. Die Erfahrung einer schönen Zeit. Und manche von ihnen, die noch reden konnten, fragten sich in dem Filmbericht: Warum haben wir nicht eher so gelebt? So entspannt? So zufrieden? Warum haben wir das Leben nicht mehr genossen, so wie jetzt, wo nichts anderes mehr wichtig ist als das, was uns Freude macht und uns miteinander verbindet?

Nichts anderes mehr als Liebe. Liebe bleibt.

Ich bin so froh, dass meine Mutter mich das noch hat spüren lassen. Bei allem, womit ich an mir unzufrieden war, mit mir gehadert habe, und dann so was: Entlässt sie mich aus der Tochterrolle mit so einer großen Zufriedenheit und Wertschätzung.

Ja, warum machen wir uns das Leben überhaupt so schwer?

Und wieso fiel mir das erst jetzt auf, in dieser Zeit des gnadenvollen Abschieds?

Als ich am Sonntag zu meiner Mutter kam, an einem Tag ohne jedes zusätzliche Programm, ohne Besuch, ohne besondere Aufgaben oder Einstellen auf etwas Neues, da habe ich es so deutlich gespürt, dass der Tod sanft sein kann.

Meine Mutter lag da und strahlte weiterhin tiefe Zufriedenheit aus. Ich sah sie mit einem zärtlichen Gefühl. Sie hatte auf einmal alles das, wonach ich strebte. Frieden, Harmonie, Zuversicht.

Während sie da lag wie ein schlummerndes Baby, fiel mir der Ausdruck ein: ›sanft entschlafen‹. Genau so hatte ich mir vorgestellt, wie es sein müsste, wenn man von ›sanft entschlafen‹ spricht. Noch lebte sie, aber sie schien sich immer öfter dort aufzuhalten, wohin sie bald gehen würde. Und alles, was ich an ihr ablesen konnte, sagte mir, dass es dort schön war. Dass sie da war, worauf sie gehofft hatte, als sie sich wünschte, dass man ihr endlich ›die Tür öffnen‹ möge. Was hinter der Tür lag, das war offenbar so verheißungsvoll, dass es ihr den Weg leicht machte.

Und auch mir leicht machte. Ich hege diese Erinnerung. Ich denke gern daran. An diesen Blick auf das, was uns erwartet.

Es war schön.

Meine Mutter wachte an diesem Tag nicht wirklich auf.

Ich blieb nur zweieinhalb Stunden.

Ich wurde hier im Moment nicht gebraucht.

Mit meinem Mann ging ich noch etwas durch die Natur. Ich war zufrieden. Ich würde es schaffen. So wie es jetzt aussah, würde ich es gut schaffen.

Das Leben war schön – ach was, es ist schön. Manchmal jedenfalls. Mindestens manchmal. An Tagen mit Zahnschmerzen oder Liebeskummer weniger.

Aber wenn ich mich an diese Tage bei meiner Mutter erinnere, dann kann ich das aus ganzem Herzen sagen: Das Leben ist schön.

TAG **ELF**

ES WIRD ERNST

Der Montag brachte eine überraschende Wendung.

Als ich ins Altenheim kam, wirkte meine Mutter etwas wacher und unruhiger. Ich hatte den Eindruck, dass sie mich wieder mehr wahrnahm. Trinken war mittlerweile kein Thema mehr, aber das Befeuchten von Lippen und Mundschleimhaut mit den Schaumstoff-Lollis schien ihr gutzutun.

Angesichts ihrer Unruhe besann ich mich noch einmal auf das Beten. Und ich machte eine erstaunliche und vielsagende Entdeckung. War bisher immer das „Gegrüßet seist du Maria“ ihr offensichtliches Lieblingsgebet gewesen, merkte sie jetzt mehr auf bei den eingestreuten Vaterunser.

Und da wusste ich, dass wir in eine neue Phase eintraten.

Ich wurde hellwach.

Am Ende eines jeden Vaterunsers legte meine Mutter eine Atempause ein, bevor sie dann plötzlich wieder scharf einatmete.

Meine Mutter übte Sterben.

So wie sie es von ihrer Mutter gelernt hatte.

Von deren Sterben wird berichtet, dass sie an ihrem Todestag gewartet hat, bis alle sechs Kinder und die sechs Schwiegerkinder sich nach der Arbeit in ihrem Schlafzimmer zu Hause versammelt hatten. Dann habe sie sich bei allen bedankt – das hatte meine Mutter am ersten Wochenende ja schon erledigt –

und dann hätten alle gemeinsam das Vaterunser gebetet.

Und genau beim Amen sei meine Oma dann gestorben. Ganz friedlich sei sie eingeschlafen. Meine Mutter erzählte, dass sie das erst gar nicht habe glauben können. Omas Füße seien noch warm gewesen. Aber sie habe nicht mehr geatmet. Sie sei wirklich beim Amen gestorben.

Und jetzt schien meine Mutter hoch motiviert, es ihr gleichzutun. Bei jedem einzelnen Vaterunser, das ich laut betete, versuchte sie krampfhaft beim Amen nicht mehr zu atmen, bis sie dann schließlich doch aufgab und das nächste Einatmen zuließ.

Ich musste schmunzeln. Das war meine Mutter, wie ich sie von früher kannte. Die Kämpferin. Die die Dinge aktiv gestaltete. Die wusste, was sie wollte und was zu tun war. Heute wollte sie aktiv sterben.

Aber es klappte nicht. Bei jedem einzelnen Amen musste sie am Ende doch wieder nachgeben.

So sehr sie sich gestern ausgeruht und entspannt hatte, heute schien Arbeit angesagt. Heute hatte sie zu tun. Und heute war sie wieder mehr ›hier‹ und weniger ›dort‹. Aber sie wollte es jetzt offenbar wissen und endlich ganz durch die Tür hindurch, wenn sie nun schon so lange wenigstens halb offen gestanden hatte.

Ich saß neben ihr mit geschärfter Aufmerksamkeit, betete, befeuchtete ihre Lippen, strich über ihre Schulter. Ihre Ruhephasen wirkten jetzt mehr wie ein Atemholen vor dem nächsten Anlauf.

Am Nachmittag kam Besuch, noch einmal ihr Patenkind, meine Cousine, mit ihrem Mann. Wieder saßen sie als mitfühlende Begleitung am Bett. Auch für sie war die Veränderung meiner Mutter deutlich bemerkbar. Sie waren erfahren in Sterbebegleitung und hatten den Eindruck, dass es wohl nicht mehr lange dauern werde.

Ich berichtete ihnen von meinen Beobachtungen beim Beten, meine Cousine kannte von ihrer Mutter die gleichen Geschichten vom Sterben unserer Oma.

Beim gemeinsamen Vaterunser versuchte meine Mutter es ein weiteres Mal: Mit noch größerer Entschlossenheit stellte sie beim Amen das Atmen ein und musste dann doch wieder einatmen.

»Ja, Tante Fine, das wäre jetzt dein Einsatz gewesen«, stellte meine Cousine daraufhin trocken fest, während sie freundlich und mitfühlend auf meine Mutter blickte.

Wir mussten schmunzeln. Humor, seit jeher eine meiner Lieblingsmethoden zur Lebensbewältigung, schien auch hier passend. Der Satz zeigte, wie undramatisch, wie normal, mit humorvollen Sätzen begleitbar auch dieser Tag seinen Gang nahm.

Später las ich bei Sogyal Rinpoche, wie gut wir damit seinen Empfehlungen zur Sterbebegleitung entsprochen haben. Zwei Dinge hebt er als wichtig hervor im Kapitel ›Herzensrat zur Sterbebegleitung‹: gesunden Menschenverstand und Humor. Er findet, dass Humor dabei hilft, den Prozess des Sterbens in seine wahre Perspektive zu rücken und übertriebenen Ernst und Spannung aufzulockern. Humor habe die wunderbare Eigenschaft, die Atmosphäre aufzuhellen.

Das meine ich ja immer schon. Wie schön zu lesen, dass auch jemand, der sich intensiv mit dem Thema auseinandergesetzt hat, das ähnlich sieht.

Hier geschah mit meiner Mutter einfach etwas ganz Normales, Natürliches, bei dem wir uns auch entsprechend ganz normal verhalten konnten.

Und das mich jetzt in dieser Phase an eine Geburt erinnerte. Genau genommen an die Presswehen. Als Mutter oder als begleitender Vater werden Sie sich erinnern. Kurz wird es anstrengend, aber ab da dauert es für gewöhnlich nicht mehr so lange.

Ich rief meinen Mann an, der beschloss, nach der Arbeit vorbeizukommen. Ich hatte so langsam den Eindruck, dass dieser elfte Tag der letzte sein könnte. Außer, meine Mutter hätte sich doch insgeheim für eine Erdbestattung entschieden. Dazu musste sie nur noch bis zum nächsten Tag überleben, dann würde es ausreichen mit maximal zehn Tagen Frist bis zur Erdbestattung, zu der es auch der Enkel aus der Schweiz schaffen würde. Heute würde sich die Bestattungsart entscheiden, entweder so oder so.

Die Cousine und ihr Mann harrten eine ganze Weile bei uns aus, bis klar wurde, dass der Prozess sich auf jeden Fall noch länger hinziehen würde. Den Rest der Zeit würde ich mit meinem Mann bei ihr sein, der jeden Moment kommen müsste.

Als sich das Paar am frühen Abend verabschiedete, war meine Mutter wieder etwas ruhiger geworden. Der Atem ging zwar nicht mehr so regelmäßig wie bis gestern, aber sie wirkte jetzt nicht mehr so angestrengt. Ob sie sich doch noch mal schlafen legen und morgen weitermachen wollte?

Als mein Mann kam, war die Lage unverändert. Wir saßen beide schweigend bei ihr.

Sie war wieder abgetaucht, bemühte sich nicht mehr so aktiv darum, endlich zu sterben. Ihr Atemrhythmus blieb unregelmäßig. Je länger wir da so saßen, umso mehr schien mir, dass sie sich gerade auf einem neuen Level stabilisierte und es ungewiss war, wie lange das so weitergehen könnte.

Eine leichte Verzagtheit machte sich in mir breit und gewann nach und nach die Oberhand. Ich war erschöpft, und ich ärgerte mich darüber, dass ich zeitlebens mit meinen Kräften haushalten musste, während meine Mutter mir trotz aller Krankheiten eine Robustheit vorgelebt hatte, an die ich nie heranreichte. Ich konnte zwar auch wie sie bis in die Nacht arbeiten, wenn es darauf ankam, aber ich war dann nicht am nächsten Morgen wie sie um sieben schon wieder voll einsetzbar. Vielleicht stellte ich mich zu sehr an und müsste die Erschöpfung einfach übergehen. Das könnte entweder klappen oder als Notaufnahme im Krankenhaus enden, das konnte ich leider nicht vorher wissen.

Mir kamen die Tränen. Würde ich jetzt am Ende doch noch versagen?

Wir beschlossen, dass mein Mann wieder heimfahren würde. Ich würde vorerst bleiben.

Je länger ich neben meiner regelmäßig unregelmäßig atmenden Mutter im immer ruhiger werdenden Altenheim saß, umso mehr übermannten mich Müdigkeit und Erschöpfung.

Ich sah ein, dass es nicht mehr sinnvoll wäre, noch länger zu bleiben, und trat die Heimfahrt an. Ich ergab mich einfach.

Zu Hause angekommen war ich trotzdem unruhiger und umtriebiger als an den bisherigen Abenden nach dem zunehmend friedlichen Sitzen an ihrem Bett. Ich erledigte noch dies und das. Und ich schrieb einen Eintrag für meine Freunde bei Facebook, der die Stimmung dieses Abends wiedergibt:

Sterbebegleitung Tag 11

Mann zur kaum noch atmenden Mutter frühen Abend hinzugerufen – halbe Stunde Autofahrt.

Mutter auf neuem Level tief unten wieder ›stabilisiert‹.

Geheult, weil gedacht, dass ich es einfach nie so lange durchzuhalten schaffe wie Mutter und doch einknicke. Zu müde, um Nacht bei ihr durchzumachen.

Muster trotz müde wiedererkannt. Weinen daraufhin eingestellt.

Mann nach Hause fahren lassen.

Etwas später auch nach Hause gefahren.

3 Sudoku mit unterschiedlichem Schwierigkeitsgrad gelöst.

Wasch mir jetzt die Haare.

Will ja nicht scheiße aussehen, wenn Mutter stirbt.

Insgesamt: Bisher läuft es gut.

Dieser etwas gehetzt wirkende Text gibt meine Stimmung wieder. Ich war mir nicht mehr böse, dass ich nicht länger am Bett sitzen geblieben war. Ich würde mich auf den morgigen Tag vorbereiten. Ich wusch mir die Haare und verzichtete aufs Föhnen. Das Handy hatte ich immer eingeschaltet neben mir. Das Altenheim würde mich sofort anrufen, wenn es Neues gäbe.

Punkt Mitternacht legte ich mich ins Bett und schrieb meiner Freundin Sophia eine WhatsApp mit nur einem Wort:

Erdbestattung.

Meine Mutter hatte diesen Tag noch durchgestanden und damit war klar, wir steuerten auf die traditionelle Erdbestattung zu. Irgendwie war mir das recht. Ich konnte mich da am Gewohnten und Traditionellen festhalten. Ich war zufrieden. Den Rest würden wir auch noch schaffen.

Ich legte das Handy auf den Nachttisch.

Das Handy klingelte.

Die Nachtschwester sagte: »Ihre Mutter ist vor einer Viertelstunde friedlich eingeschlafen.«

STUNDE **NULL**

Es war geschehen. Meine Mutter war gestorben.

Ich war froh für sie. Wenn ich mich zurückerinnere, war da kein Gefühl von Erschrecken oder Bedauern, weil ich nicht geblieben war.

Es war so gekommen, wie die Pflegekräfte schon länger meinten: Sie wird allein gehen. Gut, dass sie mir das gesagt hatten.

Ich konnte das lange nicht glauben, aber nach dem letzten Tag machte es Sinn. In unserem Beisein hatte sie sich so bemüht, gehen zu können. Doch Bemühen war nicht der Weg. Vielleicht war das Loslassen für sie leichter gewesen, wenn nur die geliebten Verstorbenen auf der anderen Seite lockten und keine vertraute Person bei ihr war und sie zurückhielt.

Ich erinnere mich an die letzte Sterbephase meines Vaters. Ohne dass mir das jemand vorher gesagt hätte, spürte ich den Impuls, dass wir unsere Hände von ihm lösen müssten, damit er den letzten Schritt machen könnte. Ich trat etwas zurück und ließ meine Aufmerksamkeit bei ihm, ohne ihn zu berühren. Von jetzt auf gleich fühlte sich das richtiger an. Wir mussten ihn loslassen – im wahrsten Sinne des Wortes.

Und dann ging er. Als wir ihn schon hinübergegangen glaubten, folgte noch ein tiefer, in dem Moment erschreckender Atemzug. Und der war dann der letzte.

Ab da hatte ich das Empfinden, man müsse ihn ruhig liegen lassen und nur noch im Raum präsent sein.

Ich überlegte einen Moment, was jetzt zu tun wäre.

Der Tag würde lang, es wäre viel zu erledigen.

Ich hörte mich der Nachtschwester sagen, dass ich mir den Wecker auf fünf Uhr stellen und dann kommen würde. Ob das so passe. Und wie es jetzt weitergehe.

»Sie werden genug Zeit haben«, meinte die Nachtschwester. »Der Arzt wird bestimmt erst am späten Vormittag kommen, um den Totenschein auszustellen. Es ist alles gut. Ich habe nur direkt angerufen, weil Sie das so gewünscht hatten.«

Ich stellte den Wecker und löschte das Licht.

Und plötzlich fiel mir ein: nun doch Urnenbestattung. Meine Mutter war noch ganz kurz vor der Option Erdbestattung gestorben.

Und da war auf einmal so ein warmes, von Liebe eingehülltes Gefühl. Ich fühlte ihre Liebe um mich herum. Nachdem sie noch dafür gesorgt hatte, dass ihre Familie in den Besitz der fünf Euro aus ihrer Westentasche käme, hatte sie ihrer Tochter nun die preiswertere Bestattung vorbereitet.

Ach, Mama!

An was du auch immer alles denkst.

Wie lieb von dir. Ich weiß das zu schätzen.

Bis gleich, ich schlafe jetzt noch.

Aber vorher weckte ich meinen Mann und sagte ihm, was geschehen war. Und ich schickte meinen Söhnen eine Nachricht, dass ihre Oma gestorben war.

Dann schlief ich auf der Stelle ein.

TOTENWACHE

Als der Wecker klingelte, war ich sofort hellwach. Die Haare waren getrocknet. Nach einer Katzenwäsche zog ich mich an, nahm etwas Kaffee und Obst auf gewohnte Weise mit und machte mich auf den Weg.

Erstaunlich, wie viele Leute schon vor halb sechs unterwegs sind. Es war Winter und entsprechend stockdunkel.

Im Altenheim waren die Flure um diese Uhrzeit menschenleer und nur spärlich beleuchtet. Ich suchte die Nachtschwester, die mir das Zimmer meiner Mutter aufschloss.

Da lag sie in ihrem Bett, neben ihr auf dem Nachttisch ein großes Kruzifix und das Licht einer batteriebetriebenen Kerze. Sie sah fast so aus, wie ich sie zuletzt gesehen hatte. Außer dass sich ihr Brustkorb nicht mehr atmend bewegte und die Geräusche aufgehört hatten. Ihre Hände hielten weiter das Holzkreuz aus Bethlehem umfasst.

Ich glaubte der Nachtschwester sofort, dass meine Mutter friedlich hinübergegangen war. Ihr Gesichtsausdruck war gelöst und strahlte die gleiche tiefe Zufriedenheit aus, die sie in den letzten Tagen so oft umgeben hatte. Ich zündete die Wachskerze an und ließ das Licht ausgeschaltet. Mit etwas Abstand zu meiner toten Mutter setzte ich mich mit dem Rücken zum Fenster.

Alles war still.

Jetzt atmete ich allein.

Meine Mutter war für mich im Raum noch präsent. Das da im Bett, das war irgendwie noch meine Mutter. Die es jetzt geschafft hatte. Die jetzt da sein konnte, wo sie zuletzt so entschlossen hinwollte.

Ach, Mama, ich freu mich für dich.

Ich saß einfach nur so da und genoss die Stille. Mein Mann würde später nachkommen.

Die Pflegerin vom Frühdienst schaute ins Zimmer, um sich von meiner Mutter zu verabschieden und zu fragen, ob ich etwas brauche.

Ich hörte mich »Ja« sagen zu einem Kaffee, wahrscheinlich deshalb, weil es sich so schön anfühlte, versorgt zu werden. So viel Kaffee trinke ich sonst gar nicht. Aber heute war das wirklich egal.

Es war meine erste Totenwache.

So viel Stille. So eine meditative Ruhe.

Es war alles gut.

Stille kann so schön sein.

Im Raum war es kalt, die Heizung war aus, das Fenster gekippt, als ich kam. Ich hatte mir gleich eine Decke übergelegt, aber jetzt zitterte ich unter der Decke. Ich besorgte mir noch eine.

Still ist der Tod. Und kalt.

Ich hielt mich an meiner warmen Kaffeetasse fest, dafür war sie schon mal gut.

Frühestens ab acht Uhr, überlegte ich mir, würde ich den nächsten Verwandten Bescheid geben. Diesmal war ich vorbereitet und hatte mein Adressbuch dabei.

Ein Blick auf mein Smartphone zeigte die überraschende Nachricht, dass Daniel gleich kommen würde. Er hatte alle Termine abgesagt und würde direkt herfahren. Damit hatte ich wirklich nicht gerechnet. Wie schön.

Was für eine gute Zeit, diese letzten elf Tage. Wie rund sich alles anfühlte. Alles gesagt und alles bereinigt, was noch wirr und ungut gewesen war. Es fühlte sich an, als sei rein gar nichts davon übrig geblieben.

Das hätte ich nie zu hoffen gewagt.

Wie gut es war, jetzt hier einfach Zeit miteinander zu haben. Dass etwas in Ruhe ausklingen konnte.

Langsam, ganz langsam breitete sich in meinem Rücken das Licht der Morgendämmerung aus. Ich konnte meine Mutter nun klarer sehen und betrachtete mit einem andächtigen Gefühl, wie sie da lag und jede Spur ihres Kampfes vom Vortag von ihr gewichen war. Ihr Lebensweg war beendet. Sie war in Sicherheit. Sie hatte es geschafft.

Was eigentlich? Hatte man sein Leben hier geführt, um es dann am Ende beruhigt ablegen zu können und es gern hinter sich zu lassen? Wenn ich an die Widrigkeiten im Alltag dachte, hatte das nicht etwas Verheißungsvolles, eines Tages so rundum mit allem im Reinen daliegen zu können? Konnte das der Sinn der ganzen Unternehmungen hier sein? Wozu dann eigentlich?

Die Frage nach dem Sinn des Lebens hatte mich immer schon beschäftigt. Als Kind war ich tagelang verzweifelt, nachdem ich mir zusammengereimt hatte, dass nur Heilige in den Himmel kommen, während alle anderen in der Hölle schmoren müssen, nachdem sie das oft mühselige Leben hier hinter sich gebracht haben. Lebenslänglich! Oder eher ewigkeitslänglich oder wie soll man das nennen? Das hatte mich in totales Entsetzen gestürzt, meine Lage erschien mir aussichtslos. Denn Heilige, so viel hatte ich verstanden, waren die, die sich für Jesus von Löwen zerfleischen ließen oder so etwas. Und hier gab es nicht mal Löwen. Dass ich sündig war, davon ging ich aus. Meine Eltern machten mir auch immer mal wieder klar, dass es so nicht ging, wie ich mich verhielt. Aber das hatten sie dann doch nicht gewollt und waren ganz bestürzt, als sie meine Krise mit Heulen und Zähneklappern mitbekamen. Sie versuchten, es mir auszureden, aber überzeugend war mir das nicht erschienen.

Irgendwann hatte ich das Thema wieder fallengelassen, aber der Sinn des Lebens interessierte mich weiterhin. Ich las Frankl, den österreichischen Psychiater, der die Logotherapie begründet hat, in deren Zentrum die Sinnfrage steht. Mit seinem eigenen

Leben steht er für das, worüber er in seinen Büchern schreibt. Wenn ich ein absolutes Lieblingsbuch wählen müsste, ist es an den meisten Tagen sein Buch über die Zeit im Konzentrationslager und was er daraus mitgenommen hat, mit dem Titel ›… trotzdem Ja zum Leben sagen‹.

Merkwürdig, hier im Tod auf einmal so viel Sinnvolles zu finden. Da war sie wieder, die Sinnfrage, die mich nicht losließ. Und diesmal war meine Mutter die Person, die mich einen Blick darauf werfen ließ mit ihrem Sterben und dem Frieden, den sie währenddessen für mich ausgestrahlt hatte und der sie auch jetzt umgab.

Nicht, dass ich plötzlich lebensmüde geworden wäre, das nicht. Aber es war vielversprechend, meine Mutter hier so liegen zu sehen. Sie war ja auch keine Heilige gewesen, war nicht von Löwen zerfleischt worden, und wie sie da so hochzufrieden lag, da konnte man das mit dem ewigen Höllenfeuer wohl ausschließen. Sie sah doch wesentlich mehr nach Himmel und Wiedervereinigung mit ihren Schwestern aus, die sie da offenbar erwartungsgemäß getroffen hatte und die es demnach alle bis dahin geschafft hatten.

Gut zu wissen, dass ich meine Kindersorgen wohl endgültig hinter mir lassen konnte.

Die Helligkeit in meinem Rücken breitete sich weiter aus, und gleichzeitig kehrte das gewohnte Leben in den Altenheimflur vor der Tür zurück. Der Essenswagen klapperte in den angrenzenden Frühstücksraum, die Mitarbeiterinnen vom Frühdienst unterhielten sich dazu mit gedämpften Stimmen.

Ein Kontrast. Ein schöner Kontrast. Hier meine Mutter auf ihrem Bett, die kein Frühstück mehr brauchte. Und draußen die Bewohner, die sich auf ihren Morgenkaffee freuten. Die Pflegerinnen, die gerade erst ihren Dienst antraten und noch frisch ans Werk gingen.

Ich sah den Frieden des Todes vor mir liegen und bekam Lust aufs Leben.

Meine Mutter war gegangen, ich würde bleiben. Vor mir lag noch Leben. Und plötzlich schien mir Leben auch verheißungsvoll. Man musste nicht unbedingt sterben, damit es schön würde.

Nachdem es vollends hell geworden war, kam Daniel herein und mit ihm ein weiteres Stück Leben. Zwei Lebende und eine Tote im Zimmer, das änderte etwas.

Daniel wirkte souverän wie immer, als er die erste Tote in seinem Leben sah. »Oma sieht eigentlich fast genauso aus wie Samstag«, stellte er fest, als er sich an die schon gewohnte Seite zu ihrer Rechten setzte.

Ich fand, dass es jetzt Tag genug sei, um ihre Brüder und die Cousine zu informieren, dass meine Mutter verstorben war und in der kommenden Woche Freitag die Beerdigung sein würde. So wie wir es schon bei Davids Besuch hier vorhergesehen hatten.

Und ja, das Bestattungsinstitut müsste natürlich auch Bescheid wissen. Ich rief dort an und man kondolierte mir. Ich sagte, dass es noch dauern werde, bis sie meine Mutter abholen könnten, der Arzt sei noch nicht da gewesen.

»Es ist damit klar, dass es eine Urnenbestattung am kommenden Freitag wird.«

An dieser Stelle trat das erste Problem in diesen friedlichen Tag hinein.

»Wenn es eine Feuerbestattung geben soll mit Beisetzung in zehn Tagen, muss eine sofortige Einäscherung erfolgen«, lautete die Antwort. »Nur dann ist das möglich.«

Ich hörte die Worte »sofortige Einäscherung«, und eine Klappe fiel herunter. Erst später kam mir in den Sinn, dass ich noch hätte fragen können, was ›sofortig‹ genau bedeutet. Aber im Angesicht meiner toten und doch nicht wirklich komplett tot wirkenden Mutter im Bett vor mir war die Antwort auf »sofortige Einäscherung« zwingend ein ›Nein‹. Dann musste es eine andere Lösung geben. Die Erfahrung, dass ein Elternteil zu früh ›abgeholt‹ worden war, die hatte ich schon. Die wollte ich auf keinen Fall noch mal erleben. Ich wollte keinen Zeitdruck. Es sollte sich so entwickeln können, wie es passen würde.

Die Bestatterin beruhigte mich: »Ich kann versuchen, eine

Sondergenehmigung für eine Erdbestattung am nächsten Freitag zu bekommen.« Sie klang optimistisch und hielt das für eine realistische Option. Womöglich half es, dass tiefster Winter war und meine Mutter die offiziell zulässige Frist nur minimal überschritten hatte.

»Wenn Sie möchten, kläre ich das und melde mich dann bei Ihnen.«

»Das wäre schön.«

Sie würde sich um einen Termin für die Bestattung und um einen Pastor kümmern.

Es würde alles geregelt. Damit brauchte ich mich jetzt nicht weiter zu befassen. Ich legte das Problem beiseite und tauchte wieder in die Atmosphäre des Raums ein.

Für Daniel war selbstverständlich gewesen, dass er kommen würde. Er wollte nachher noch mit uns zum Bestatter gehen. Ich war so froh.

Und auch mein Mann war mittlerweile da und hatte sich zu mir gesetzt. Wir waren jetzt komplett. Zu viert – irgendwie zählte meine Mutter ja noch mit – verbrachten wir hier den Vormittag. Der Arzt ließ sich Zeit, ganz in unserem Sinne. So wie es mir die Pflegerin vorhergesagt hatte. Die lebenden Patienten zuerst, für die Toten kommt man eh noch früh genug.

Durch die Helligkeit im Raum und das normale Leben draußen auf dem Flur und im angrenzenden Frühstücksraum, wo die Bewohner sich eingefunden hatten, vielleicht auch durch die Überzahl der Lebenden im Raum, veränderte sich die Stimmung.

Wir alle gewöhnten uns daran, dass meine Mutter, Daniels Großmutter und die Schwiegermutter meines Mannes gestorben war.

Das Bestattungsinstitut rief an und vermeldete, dass die Genehmigung zur Erdbestattung erteilt worden sei und die Beerdigung für neun Uhr morgens vorgesehen war. Für die zum Teil von weiter her Anreisenden nicht ideal, aber Hauptsache es klappte. Auch das von uns vorgesehene Lokal für den Beerdigungskaffee sei informiert und könne das übernehmen.

Wir machten einen Termin aus für vierzehn Uhr, dann sollten wir uns im Bestattungsinstitut einfinden und alles Weitere besprechen.

Einstweilen saßen wir hier bei meiner Mutter und beobachteten, was mit ihr geschah.

Nach einiger Zeit fiel mir auf, wie ihr Körper sich veränderte. Auf meiner Seite sah sie weiterhin aus wie immer, auf der anderen waren das Ohr und die Haut darum blau verfärbt mit einem Hauch rot.

»Oma hat jetzt eine Schokoladenseite«, meinte Daniel.

Solche Veränderungen hatte ich bei meinem Vater nicht bemerkt. Er war ja nach kurzer Zeit schon abgeholt worden, und dann hatte ich ihn nur noch geschminkt in der Leichenhalle aufgebahrt gesehen.

Hier wurde sichtbar, wie das Leben nach und nach aus dem Körper wich.

Ich begann, Kleidung für die Aufbahrung herauszusuchen. Tragen Tote eigentlich Unterwäsche? Ich hatte mich das noch nie gefragt. Wenn meine Mutter schon angezogen würde, dann fand ich Unterwäsche passend.

»Was meinen Sie«, fragte ich die Palliativpflegerin, die bei Dienstbeginn nach meiner Mutter sah und sich von ihr verabschiedete, »tragen Tote Unterwäsche?«

Die Pflegerin fand das eine ernst zu nehmende Frage, und ihr kam Unterwäsche schlüssig vor. Auch eine wärmende Strickjacke, fand ich, sollte bei diesen Temperaturen schon sein, und an Aufbahrungsorten ist es ja eh so kalt.

Natürlich wusste ich, dass sie nicht mehr fror, aber trotzdem. Ich hätte sonst bei ihrem Anblick gefroren. Sie sollte es kuschelig haben.

Die Kleidung war leicht auszusuchen, ihre hellblaue Hose und die hellblau gemusterte Bluse mit der Goldbrosche am Kragen. Darunter ein gelbes Top. Das hatte sie immer besonders gern angezogen zu festlichen Anlässen. Und darüber dann die hellgraue Strickjacke. Das passte. Einen BH hatte sie schon lange nicht mehr getragen, das musste nicht sein. Aber ein warmes Unterhemd.

Ich hängte die Sachen auf einen Bügel an ihren Garderobenhaken.

Die Goldbrosche, fand ich, sollte am Blusenkragen bleiben.

Meinen Vater hatten wir mit einer goldenen Krawattennadel beerdigt, über die er sich wenige Jahre vor seinem Tod noch so gefreut hatte. Er, der Schmuckliebhaber mit Schönheitssinn, hatte seiner Frau immer gern Schmuck geschenkt, der ihr nicht so wirklich viel bedeutete. Aber wir waren nie darauf gekommen, ihm Schmuck zu schenken. Und sich selbst so etwas als Mann seiner Generation zu kaufen, war ihm auch nicht in den Sinn gekommen. Als ich irgendwann begriff, dass er Krawattennadeln toll fand, und ihm eine schenkte, hat er sich so richtig gefreut. Ich fand, er sollte sie mit ins Grab nehmen. Und als weitere Grabbeigabe überreichte meine Mutter dem Bestatter im letzten Moment noch ein neues Skatspiel. Mein Vater war doch so ein begeisterter Kartenspieler gewesen, der vom sonntäglichen Frühschoppen mit Kartenspiel nicht selten mit Gewinn heimkehrte und bei kleineren Turnieren diverse Salamis oder Schinken gewonnen hatte.

Da fand meine Mutter – im Angesicht des Todes zu Humor fähig – angebracht, dass der Bestatter ihm bitte das Kartenspiel in die Tasche seiner Anzugjacke stecken möge.

Ich fand die Goldbrosche angebracht.

Das Bestattungsinstitut meldete sich erneut. Es gab Komplikationen. Bisher habe sich kein Pastor gefunden, der die Messe an dem Tag lesen könne. Daran scheitere es momentan. Sie würden weiter versuchen, was möglich sei, und sich dann melden. Um neun Uhr werde es schon mal nicht klappen, aber die Uhrzeit war uns ohnehin egal.

Gottergeben wartete ich weiter ab, was sollte ich auch sonst tun.

Schließlich der erlösende Anruf: Ein Pastor war gefunden, die Messe mit anschließender Beerdigung werde mittags sein und danach das Kaffeetrinken. Jetzt seien alle Termine unter

Dach und Fach, und wir könnten dann die Einladungskarten schon entsprechend komplett gestalten.

Es wurde Mittag, und noch hatte sich der Arzt nicht eingefunden. Wir warteten jetzt nur noch auf ihn und wollten vor dem Termin beim Bestatter zusammen etwas essen gehen. Die Präsenz meiner Mutter im Raum war für mich jetzt nicht mehr so fühlbar wie zuvor. Stattdessen geriet mehr in den Fokus, was alles zu regeln war. Nach sechs Stunden Totenwache zog es mich in die Welt hinaus. Mitten in der Woche an einem Mittag mit meinen beiden überlebenden Familienmitgliedern gemeinsam essen zu gehen, fühlte sich verlockend an. Und dann alles das gemeinsam klären und aussuchen, was für eine Beerdigung vorzubereiten wäre.

Mein Wunsch wurde erhört, der Arzt kam gut gelaunt ins Zimmer und passte damit zu unserer Stimmung. Er stellte fest, dass ihm einige anwesende Angehörige aus dem Dorf bekannt waren. Ich war selbst mal in seiner Praxis gewesen, als ich noch dort gewohnt hatte. Meine Mutter war schon im Dorf und danach im Altenheim seine Patientin gewesen.

Es sei gar nicht so lange her, erinnerte er sich, da habe sie ihm noch Schalke-Söckchen für sein neugeborenes Enkelkind gestrickt. Schalke-Söckchen waren regional bedingt der Renner unter ihren selbst gestrickten Babysöckchen. Ich hatte immer wieder weiße und Schalke-blaue Wolle nachgekauft.

Das hieß, der Arzt oder seine Kinder waren mit dem blauweißen Fußballverein verbandelt. Ich fand das Gesprächsthema kein bisschen merkwürdig am Totenbett meiner Mutter, während er sie untersuchte und erwartungsgemäß ihren Tod feststellte.

Das war genauso lebendig wie damals bei meinem Vater. Ich freute mich, dass ausgerechnet ein Arzt, der sich noch an ihre Schalke-Söckchen erinnerte, jetzt ihren Totenschein ausstellte. So war doch – ähnlich wie bei meinem Vater damals – alles ein bisschen familiär. Da lag nicht einfach ein geschichtsloser Leichnam, da war wieder die Energie meiner noch kürzlich quicklebendigen, lebensbejahenden Mutter spürbar.

Und das ganz ohne traurigen Beigeschmack. Auch der Arzt freute sich darüber, dass meine Mutter das Gewünschte geschafft hatte und sich nun mit Fug und Recht ausruhen konnte. Zumal nach so vielen gestrickten Socken!

Vor der Tür war mittlerweile das Mittagessen für die Station in dem ansprechenden, lichtdurchfluteten Essensraum in Gang gekommen.

Damit war klar, dass meine Mutter noch ein wenig hier liegen bleiben würde. Das Bestattungsunternehmen wusste Bescheid, dass der Arzt da gewesen war, aber abgeholt würde sie erst nach der Mittagszeit.

Abholungen, so erfuhr ich, wurden diskret arrangiert, zum Beispiel in der Mittagspause, wenn die Bewohner wieder ruhten. Und ganz sicher nicht, während sie hier ihr Essen einnahmen.

Die Pflegerin wusste Bescheid, welche Kleidung der Bestatter für meine Mutter mitnehmen sollte. Wir könnten dann schon mal essen gehen.

Und wo wir gerade beim lebenspraktischen Teil waren: Es wäre gut, wenn wir zeitnah, falls möglich am nächsten Tag, das Zimmer ausräumen könnten. Es werde dann umgehend renoviert und einem anderen Bewohner zur Verfügung gestellt.

Das leuchtete mir ein, und da wollten wir gern mitwirken. Wie glücklich wir damals alle gewesen waren, dass meine Mutter in eines dieser schönen Zimmer mit Parkblick hatte einziehen können. Dieses Glück gönnte ich von Herzen dem neuen Bewohner und seinen hoffentlich dadurch auch erleichterten Angehörigen.

Wir verabschiedeten uns noch einmal von dem Körper meiner Mutter, der mir viel weniger belebt erschien als noch heute Morgen. Was jetzt hier im Zimmer lag, schien unsere unterstützende Anwesenheit im Moment nicht zu brauchen.

Was ich über Totenwache gelesen habe, besagt, dass sie nach alten Traditionen länger dauert. Zwei Tage vielleicht, oder sogar drei. Dafür hätte man meine Mutter zu uns nach Hause holen müssen. Das geht, das darf man. Man kann auch aus dem Krankenhaus den Verstorbenen zu sich nach Hause bringen lassen.

Mir persönlich ging es nicht darum, einem vorgegebenen Fahrplan zu folgen oder irgendwelche theoretischen Ideale zu erfüllen. Ich hatte einfach nur das Gefühl gehabt, bei meinem Vater sei es zu kurz gewesen, und das wollte ich nicht wiederholen.

Im Nachhinein fiel mir auf: Beim zweiten Todesfall, den ich begleitet hatte, war ich ein Stück weiter gegangen als beim ersten mit der bewussten Totenwache. Vielleicht taste ich mich nach und nach an das Thema heran? Vielleicht würde ich, wenn wieder eine nahestehende Person stirbt, dann noch ein Stück weitergehen wollen?

Ich wusste beim Tod meiner Mutter schon von der Möglichkeit, den Toten selbst zu waschen, einzukleiden und zu betten. Aber ich hatte an dieser Stelle nicht das Bedürfnis dazu. Wenn man solche Wünsche schon im Vorfeld weiß, ist es gut, sie gleich mit dem Bestatter zu besprechen und einen auszuwählen, der das gern begleitet.

Mir hat in dem Buch von Susanne Jung eingeleuchtet, was für eine Chance das Waschen und Einkleiden des Verstorbenen vor allem dann ist, wenn man mit einem plötzlichen Todesfall konfrontiert wird. Wir hatten elf Tage Zeit zum Abschiednehmen und haben den Tod langsam auf uns zukommen sehen. Was aber, wenn jemand gerade eben aus dem Haus ging, um eine vergessene Zutat fürs Abendessen zu kaufen, und nicht mehr lebend zurückkehrt? Wie soll man dann begreifen, dass der gerade eben noch so lebendige Mensch jetzt wirklich tot ist?

Als Hilfe auch in solchen Situationen empfehlen Trauerbegleiter, den Tod im wahrsten Sinne des Wortes zu begreifen, indem man die verstorbene Person noch einmal sieht, den Körper anfasst und als dermaßen verändert wahrnehmen kann. Und sich nicht davon abhalten lässt, wenn jemand sagt: »Behalte ihn oder sie doch lieber so im Gedächtnis, wie er oder sie war.« Selbst wenn jemand entstellt ist, gibt es Möglichkeiten. Und wenn man nur das Gesicht unter einem Tuch nachfühlen kann oder die noch intakte Hand streicheln, die unter der Decke freigelegt wird.

Wenn ich einfach nur die Person im Gedächtnis behalte, wie sie war, dann gibt es nur die lebende Person in meinem Gedächtnis, und ein Zwischenglied fehlt.

Aber bei allem gilt für mich gleichzeitig: Es muss in jedem einzelnen Fall stimmig sein. Es geht nicht um Leistung. Es geht nicht darum, wer die kreativste Trauerfeier gestaltet, und für Totenwache, Waschen, Einkleiden oder Sargbemalung gibt es keine Zensuren und extra Pluspunkte.

So wie wir es an der Stelle gehalten haben, hat es für uns gestimmt. Wir konnten uns jetzt hier verabschieden. Auch wenn ich im Nachhinein auf die Situation zurückblicke, finde ich da gar keinen anderen Impuls.

Nach elf Tagen und einem Vormittag ließ ich den Körper meiner Mutter hier in dem Bewusstsein zurück, dass wir uns im Aufbahrungsraum beim Bestatter wiedersehen und noch Zeit miteinander haben würden.

BEIM **BESTATTER**

Wir aßen in der Stadt am Marktplatz zu Mittag. Hier hatte ich mich früher manchmal mit meinem Mann zum essen getroffen, wenn das von unseren beruflichen Terminen her passte. Es war ein bisschen vertraut. Wir atmeten alle einmal durch, aber es war noch nicht an der Zeit, in sich zu gehen und der neuen Lage nachzuspüren. Es lag noch zu viel an, was wir klären mussten.

Den kurzen Weg zum Bestatter legten wir zu Fuß zurück. Die kalte, klare Winterluft tat gut. Demnächst würde ich wieder mehr Zeit draußen verbringen. Darauf freute ich mich. Was war ich froh, dass ich das Bestattungsinstitut schon kannte! Anders wäre es sicher auch gegangen oder hätte dann eben gehen müssen. Aber so wusste ich, wer und was auf mich zukam, und fühlte mich gleich aufgehoben.

Der erste Mitarbeiter, dem wir begegneten, schaute zwar zunächst ganz betroffen. Der Juniorchef von neulich, der das Beratungsgespräch mit uns führte, begriff aber schnell, wo wir gerade standen, und holte uns genau da ab. Wir hatten einen erfolgreichen Hürdenlauf hinter uns, hatten noch einen Überschuss an Glückshormonen, jedenfalls ich, und mehr als die routinemäßige Beileidsbekundung und sachliche Hilfe bei der Auswahl war hier erst mal nicht gefragt.

Er dirigierte uns durch alle Themen, fand sich in unseren

lockeren Tonfall und die humorvollen Anwandlungen prompt hinein.

»Auf den Einladungskarten zur Beerdigung und dem Holzkreuz sollte ›Fine‹ als Vorname stehen«, fand mein Mann und Daniel stimmte ihm zu.

Warum sollte sie plötzlich anders heißen als zu Lebzeiten; ihr Mann hatte nach seinem Tod ja auch nicht plötzlich ›Johann‹ heißen müssen.

»Man weiß sonst vielleicht gar nicht, wer das ist, wenn auf dem Grabstein später ›Josefine‹ steht«, gab mein Mann zu bedenken. Ich fand zwar ihren kompletten Vornamen sehr schön, aber ich wurde klar überstimmt, und die eine Hälfte von mir fand ›Fine‹ eh besser.

Einen Gedenkspruch für die Zeitungsanzeige hatte ich mir schon vor Wochen aus unserer örtlichen Zeitung ausgeschnitten und mitgebracht. Da hatte ich angefangen, mich für Todesanzeigen zu interessieren und damit ein bisschen vorgearbeitet. Überhaupt war ich der Cousine so dankbar, die mich aus eigener Erfahrung frühzeitig darauf hingewiesen hatte, dass man unbedingt Vorsorge treffen müsse, während die Mutter noch lebe, weil es nachher sonst zeitlich zu knapp werde. Da muss man einfach praktisch denken. Als der Tod ihrer Mutter ersichtlich ganz nahe war, hatten sie schon einmal die Adressen auf die Umschläge der späteren Todesanzeigen geschrieben. Das war nicht pietätlos, das war einfach die praktische Veranlagung dieses Teils der ehemals bäuerlichen Familie.

Zu dritt als Angehörige und mit dem Fachmann dazu fanden wir zügig zu Lösungen. Wie es denn mit dem Blumenschmuck auf dem Sarg aussehen solle?

»Üppig und bunt«, lautete meine spontane Antwort, das lag schließlich auf der Hand. Meine Mutter hatte es immer bunt geliebt, und dementsprechend war immer mehr davon in ihrer Wohnung und dem Garten, als mein ästhetisches Empfinden gutheißen konnte. Aber ihr gefiel es. Viel und bunt.

»Dann schlage ich Ihnen vor, dass wir ein großes Gesteck nehmen, mit Schleife und Ihren Namen, das anschließend auf das Grab gelegt wird.«

Aha, so konnten doppelte Kosten gespart werden. Das fand ich nun aufmerksam, dass uns so etwas vorgeschlagen wurde. Hatte ich noch nie gesehen, klang gut.

»Was halten Sie davon, in der Zeitungsanzeige ein Spendenkonto anzugeben anstelle von geschenktem Blumenschmuck? Das wird heute gern so gemacht.«

Nein leider, das fühlte sich ganz falsch an. Wenn jemand sinnvoll mit Blumen zu verabschieden war, dann meine Mutter. Ich wunderte mich über mich selbst. Eigentlich hatte ich keinen Sinn für traditionelle Beerdigungen, und mit manchen Spendengeldern kann man wirklich gute Sachen machen. Mir wäre auch gleich etwas eingefallen. Aber jetzt ging es um die Beerdigung meiner Mutter, und plötzlich war alles anders.

Ich seufzte. »Da würde ich Ihnen normalerweise zustimmen, aber es geht nicht. Meine Mutter war so eine Blumenliebhaberin. Sie soll Blumen bekommen, egal, wie viele.«

Der Bestatter führte uns in einen Nebenraum, in dem wir zahlreiche Särge begutachten konnten. Einfache, schicke, ausgefallene, helle, dunkle in verschiedenen Holzarten. Mein Mann, der Holzfachmann, begutachtete die Hölzer und die Verarbeitung, und am Ende waren wir uns einig, dass es etwas ganz Klassisches sein sollte. Eiche. Und von einem kleineren regionalen Anbieter.

Eine gute Wahl, versicherte uns der Bestatter. Solide und mit gutem Preis-Leistungs-Verhältnis.

Die nächste Frage, welches Kreuz sollte auf den Sargdeckel? Wir probierten einige aus, und dann kam uns die Erleuchtung. Vielleicht das Kreuz, das sie ihr ganzes Eheleben lang in der Wohnung und zuletzt auch im Altenheim an der Wand hängen hatte? So ein ganz persönliches Modell? Zudem hatte mein Mann noch einige ältere Holzkreuze, die wir auch ausprobieren könnten.

Der Bestatter, offenbar so gar nicht auf Maximalkonsum der Hinterbliebenen ausgerichtet, fand das eine ausgezeichnete Idee.

Kissen und Decken für die Aufbahrung im Sarg hingen in vielfacher Ausfertigung an Bügeln auf einem Rollständer. Weiß, cremefarben oder pastellig, mit viel oder wenig Spitze, Synthetik oder Baumwolle. Unser ökologisches Gewissen rief auf jeden Fall nach Baumwolle, und weiß passte zu Mutters Kleidung, die ich ausgesucht hatte, entschieden besser als ein Creme-Ton.

Blieb noch die Frage, ob wir nach der Messe kleine Erinnerungsbilder verteilen wollten und wenn ja, welche. Es gab einen ganzen Karton mit verschiedensten Modellen. Die Lösung lag auch hier wieder auf der Hand: klassisch mit Madonna. Was sonst hätte besser zu meiner Mutter passen sollen.

Bei der Beerdigung selbst, so erfuhren wir, würde uns die Frau begleiten, die mir bei meinem ersten Besuch im Bestattungsinstitut gleich Vertrauen eingeflößt hatte.

Es lief wirklich rund.

Und ab morgen Nachmittag könnten wir meine Mutter jederzeit während der Geschäftsöffnungszeiten oder nach Absprache im Aufbahrungsraum sehen.

Wir verabredeten uns für den folgenden Nachmittag. Dann würden wir meine aufgebahrte Mutter besuchen und die verschiedenen Holzkreuze zum Ausprobieren mitbringen. Vorher würden wir ins Altenheim fahren, um ihr Zimmer auszuräumen.

Daniel wollte uns noch nach Hause begleiten, um mir mein neues Handy einzurichten, wo er sich schon einmal freigenommen hatte. Vom Bahnhof in unserer Nähe könne er dann ja nach Hause fahren.

Und so wie schon nach einem ereignisreichen Tag am Sterbebett der Handy-Kauf unter Leitung meines Sohnes stattgefunden hatte, so endete auch dieser gemeinsame Tag mit einem digitalen Hilfsdienst. Wie schön zu wissen, dass es Kinder gibt, die einem zur Seite stehen, wenn man sie braucht. So schlecht kann das dann doch nicht gewesen sein, was wir ihnen in der Hinsicht vorgelebt hatten.

»Du kannst stolz auf deine Kinder sein«, hätte meine Mutter mal wieder gesagt.

Das fühlte sich gut an.

Ansonsten war ich noch nicht dazu gekommen, nachzuspüren, wie es sich anfühlte, dass meine Mutter nun endgültig verstorben war.

Eine Veränderung gab es allerdings. Ich konnte vor dem Schlafengehen, wie üblich, mein Handy ausschalten. Ich musste nicht mehr ständig erreichbar sein.

TEIL **ZWEI**

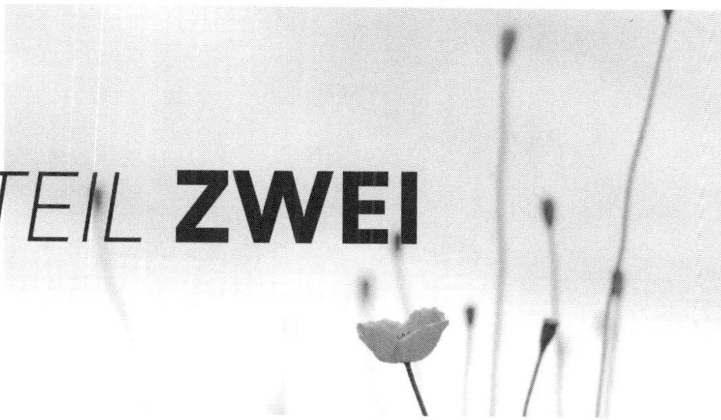

RÄUMUNGS**ARBEITEN** UND **AUFBAHRUNGEN**

Den Vormittag verbrachte ich mit Aufräumen, Putzen und Kochen, alles in einem ruhigen, meditativen Tempo. Ich musste mich nur zurückversetzen an das Sterbebett meiner Mutter, dann war sie wieder da, diese ruhige, besinnliche Atmosphäre, in der alles gut war und seinen Platz hatte.

Ich würde versuchen, mir das zu bewahren. Dass das einmal Teil des Erbes meiner Mutter würde, hätte ich nicht gedacht.

Elf Tage hatte das Sterben meiner Mutter gedauert, keine lange, aber eine intensive Zeit. Mir kam die flüchtige Idee, die Erfahrungen dieser Tage aufzuschreiben. Vielleicht würde sogar ein Buch daraus mit dem Titel ›Elf Tage‹?

Es klingelte an der Tür. Eine Freundin und Nachbarin, die manchmal auf einen Tee, zu meditativem Unkrautzupfen oder tiefsinnigen Gesprächen vorbeikommt. Sonst immer angekündigt, diesmal hatte sie spontan vorbeigeschaut, weil sie mir etwas für die Sterbephase meiner Mutter bringen wollte. Dass sie gestern verstorben war, wusste sie noch nicht.

Sie hatte ein Licht aus der Weihnachtsmesse dabei, das sie an uns weitergeben wollte.

Ungläubig schaute ich auf ihr Geschenk. Auf der Hülle der weißen Kerze stand in roter Schrift: *Licht von Bethlehem.*

Du meine Güte. Da hatte meine Mutter den ganzen Sterbeprozess über ihr Kreuz aus Bethlehem umfasst gehalten, und nun würde ihr das ›Licht von Bethlehem‹ leuchten. Ich würde es in den Aufbahrungsraum mitnehmen. Und bei der Beerdigungsmesse würde es auf dem Altar neben ihrem Sarg brennen.

Ich habe so tolle Freundinnen, echt wahr. Sie umarmte mich und überließ mich wieder meinen Gedanken und den Vorbereitungen für das Mittagessen.

Mein Mann fuhr uns mit seinem großen Auto ins Altenheim und half mir, die leeren Kartons und blauen Säcke in Mutters Zimmer zu tragen. Er hatte beruflich noch etwas in der Nähe zu erledigen und würde anschließend zurückkommen.

Die Atmosphäre im Zimmer hatte sich in der kurzen Zeit seit gestern erstaunlich verändert. Das Bett war abgezogen und stand wieder an der Wand. Es war kühl im Zimmer, der Rollladen heruntergelassen. Ich machte erst mal Licht und ließ auch das Tageslicht herein.

Wie schnell das gehen kann … bis gestern war dieses Zimmer noch ganz und gar von meiner Mutter erfüllt gewesen, und jetzt wirkte es eher wie irgendein Hotelzimmer, das man nach einem Wochenendtrip wieder verlässt. Erstaunlich.

Ich erinnerte mich, dass David sich beim ersten Besuch im Altenheim gewundert hatte, wie meine Mutter es geschafft hatte, das Zimmer binnen kurzem zu ihrem Reich zu machen. Es sei ja wie ihre Wohnung in klein, nur schöner, meinte er. Weil es da noch nicht so überladen war.

Das änderte sich aber zügig, denn der viele Besuch, auch mit Kindern, brachte jede Menge Gegenstände mit, die sie freuten und die sie niemals wieder hergab. Außer wenn ich sie nahezu zwang, weil die Schubladen überquollen und das Chaos nicht mehr zu handhaben war. Der jährlich neue Fotokalender mit den Konterfeis der Kinder eines Patenkindes wurde einfach neben dem vom vorherigen Jahr aufgehängt. Wir einigten uns allerdings darauf, dass immer nur zwei Jahrgänge im Gebrauch waren; einen weiteren Kalender konnte man allerdings noch hinter dem vom Vorjahr hängen haben. Dann war da auch noch der jährlich wieder neu umgeblätterte Kalender mit den Hochzeitsbildern eines Enkels und der längliche Wandkalender

der Bank, bei der sie lebenslang ihr Konto hatte. Den besorgten wir ihr jedes Jahr neu, und darauf trug sie auch im Altenheim weiterhin akribisch ihre Termine ein.

Daneben Kinderzeichnungen, Bastelarbeiten, Ansichtskarten, zahlreiche Familienfotos, selbstgehäkelte Hühner und gestrickte weiß-goldene Engel, teils aus Wolle mit Lurex-Garn, teils mit Perlen bestickt, Trockenblumensträuße und viele bunte Stecker mit Ostereiern, Weihnachtsengeln oder Holzblümchen aus allen entsprechend geschmückten Topfpflanzen, die sie im Laufe der Jahre im Altenheim geschenkt bekommen hatte. Es gab Töpfe, in denen neben ein, zwei staubigen Trockenblumen eine ganze Sammlung solcher Dekoartikel steckte. Meine Mutter war eben ein Kriegskind, das sah man hier deutlich. Weggeworfen wurde nichts. Sie hatte Mangel erlebt, und fast alles, so ihre Erfahrung, konnte man irgendwann noch mal brauchen.

Bevor ich mit den Räumarbeiten begonnen hatte, rief das Bestattungsinstitut an. Beim Waschen und Einkleiden meiner Mutter hätten sie den Ehering und die Goldkette abgenommen. Was mit dem Gold nun geschehen solle, ob sie es mir beiseitelegen sollten?

Unbedingt meiner Mutter mitgeben, beschied ich. Der Ehering und das Kreuz von Bethlehem waren ihr wichtig, die sollten unbedingt bei ihr bleiben, das Kreuz bitte mitsamt Kette.

Die Angestellte bedankte sich und legte auf.

Bei den Pflegerinnen hatte ich nachgefragt, ob etwas von den vielen Deko-Artikeln meiner Mutter oder Kleidung für andere Bewohner von Interesse wäre. Gut erhaltene Bekleidung wollte man auf der Station gern nehmen, Bedarf an ›Staubfängern‹ hatten die Mitarbeiterinnen hingegen eher nicht. Sie waren sehr großzügig gewesen, was meine Mutter betraf, und hatten das Ausmaß an Überfüllung des Zimmers klaglos hingenommen, auch wenn die Putzfrau bei ihr sicher länger zu tun hatte als in anderen Zimmern. Und sie hatten meiner Mutter den Erhalt etlicher selbst gestickter Gobelinbilder ermöglicht, die in Gemeinschaftsräumen untergebracht waren. Auf die kam ich vorsichtshalber gar nicht zu sprechen, da mir ihr Schicksal herzlich egal war, und ich hoffte, sie nicht mitnehmen zu müssen.

Ich begann zu sortieren. Gut erhaltene Nachthemden und ein paar der besseren Kleidungsstücke aufs Bett zur Ansicht für die Pflegerinnen. Dazu noch sehr gut erhaltene Hardanger-Decken, mit einer speziellen Durchbruchstickerei, aus einer der vielen verschiedenen Handarbeitsepisoden meiner Mutter. Als die gerade in Mode waren, hatten sie bei meiner Mutter so gut wie jeden Tisch bis hin zum kleinsten Blumenhocker, jede Kommode und jedes Sideboard erobert, wahlweise in weiß, creme oder hellgrün, quadratisch, rechteckig oder rund, und speziell zum Advent auch mal in Sternform. Restliche Kleidung in blaue Säcke für den entsprechenden Container. Gut erhaltene Gegenstände, die das KARO-Kaufhaus des Roten Kreuzes vielleicht als Spende interessieren könnten, in separate Kartons.

Einen Karton mit Erinnerungsstücken und für uns noch brauchbaren Gegenständen, den ich mit nach Hause nehmen würde. Zum Beispiel ihre vielen angefangenen und nie zu Ende bearbeiteten Sudoku-Hefte. Eines Tages war ich so neugierig geworden, was sie da tat, dass ich mir auch ein Sudoku-Heft kaufte und mich abends daran machte, die Rätsel zu lösen. Sie haben ein gewisses Suchtpotenzial, ist meine Erfahrung.

Restliche Kartons für die Entsorgung beim Wertstoffhof. Ohne das gewohnte Ringen mit meiner Mutter um jedes kleine Teil, das ich zum Wegwerfen vorschlug, ging es in rasantem Tempo.

Hin und wieder ein paar berührende Fundstücke. Der größte Teil der noch als brauchbar in unseren Karton einsortierten Dinge stammte aus ihrer Handarbeitsschublade. Die letzte bunte Sockenwolle, die sie nicht mehr hatte verstricken können, weil trotz diverser Bandagen um Unterarme und Handgelenke es am Ende dann doch nicht mehr möglich war. Stricknadeln in allen Größen und Formen und ein paar restliche fertige Baby-Söckchen. Einen Strickkorb, in dem sie ihre jeweils aktuell zu verstrickende Wolle aufbewahrt hatte, und ein Foto von einer Karnevalsveranstaltung im Altenheim, auf dem sie unter genau diesem Strickkorb als Kopfbedeckung, dekoriert mit einigen kleinen Wollresten, vergnügt hervorlächelt.

Das würde ich für die Beerdigung verwenden! Genauso wie die Bildersammlung in einem großen Rahmen, die ich zu ihrem neunzigsten Geburtstag zusammengestellt hatte, und die seither eine ihrer Kommoden zierte. Eine Cousine hatte angeregt, ob ich beim Beerdigungskaffee nicht zur Erinnerung an meine fast schon besessen strickende Mutter einen Strickkorb aufstellen wollte. Jetzt ganz bestimmt. Mit etwas Wolle darin, Babysöckchen zum Verschenken und dem herrlich lebensfrohen Foto dazu.

Zwischendurch schauten Mitarbeiterinnen des Altenheims ins Zimmer. In den letzten Tagen waren sie mir so vertraut geworden, fast wie eine Familie auf Zeit. Ich freute mich, sie zu sehen. Es gab Beileidsbekundungen und schöne Gespräche über die letzten Tage meiner Mutter hier. Es war mir ein großes Bedürfnis, ihnen zu sagen, wie sehr sie unser Leben erleichtert hatten.

Mein Mann kam von seinem beruflichen Termin und freute sich, dass ich so gut vorangekommen war. Er begann, die gepackten Kisten und Säcke in sein Auto zu laden und auch die Möbelstücke, die meiner Mutter gehört hatten. Das meiste erwies sich bei genauerem Hinschauen als Fall für den Sperrmüll.

Als wir alles so weit leer geräumt hatten, verabschiedeten wir uns von der Palliativpflegerin, von der ich mich so gut begleitet gefühlt hatte. Das jahreszeitlich wechselnd umpflanzte Rosenbäumchen ließ sich nicht mehr mit ins Auto quetschen, das würden wir in den nächsten Tagen abholen. Die Buchsbäume mit dem Formschnitt, die mich immer so ungut an frühere Versuche meiner Mutter erinnerten, mich in eine für sie handlichere Form zu bringen, wollte ich lieber nicht mitnehmen.

»Kein Problem«, befand die Pflegerin, »darüber wird sich sicher jemand freuen.«

Das Rosenbäumchen hingegen, das meiner Mutter so wichtig war, das wollte ich künftig für sie weiterpflegen. Das würde seinen nächsten Sommer bei uns verbringen. Es würde hier draußen vor dem Fenster im Moment nicht stören. Wir könnten es holen, wann es für uns passen würde.

Ein letzter Blick zurück ins Zimmer. Das war es also. Dieser Teil meines Lebens war zu Ende gegangen. Mit einem zärtlichen Gefühl für diesen Platz, das aus den letzten zwölf Tagen herrühren musste, schloss ich die Tür hinter mir.

Wir fuhren zum Bestattungsinstitut und betraten es mit den in Frage kommenden Holzkreuzen unter dem Arm.

Die für die Beerdigung meiner Mutter zuständige Mitarbeiterin begrüßte uns und führte uns in den Raum mit den Sargmodellen. Gemeinsam probierten wir die verschiedenen Kreuze aus und kamen einstimmig zu dem Ergebnis, dass ein großes helles Eichenkreuz mit Messingkorpus und Messing-Applikationen sowohl zum Sarg als auch zu meiner Mutter und meinem Wunsch nach bunter Blumendekoration passen würde. Das ergäbe ein freundliches Gesamtbild. Es würde eine wunderbare Mischung aus der Üppigkeit, die meiner Mutter lag, und dem ästhetischen Empfinden ihrer diesbezüglich etwas sensibleren Tochter. Es würde uns beiden so richtig gefallen.

Wir ließen das auserwählte Kreuz bei der Bestatterin zurück, und mein Mann schaffte die übrigen wieder ins Auto. Ich übergab der Mitarbeiterin das Licht von Bethlehem, und sie kündigte an, es zusammen mit der im Aufbahrungsraum vorgesehenen Kerze anzuzünden. Sie würde das herrichten und uns Bescheid geben, wann wir kommen könnten.

Zügig kehrte sie zurück und gab uns den Weg frei.

Ich hatte bisher zweimal im Leben einen aufgebahrten Toten gesehen, meine Mutter würde die Dritte sein.

Der erste war mein Lieblingsonkel, der sich wie ein Opa, den ich nie hatte, liebevoll und geduldig um mich gekümmert hat. Er unternahm mit mir Waldspaziergänge und erklärte mir die Pflanzen im Wald. Da war das geheimnisvolle Rühr-mich-nicht-an, das unter den Fingern zerplatzte, wenn man die Kapselfrüchte anfasste. Dieser leichte Schauer vor der Berührung und der wohlige leichte Schreck, wenn es wieder passierte. Heute weiß ich, dass das magische Rühr-mich-nicht-an ein Springkraut ist.

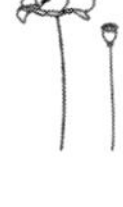

Damals war es eine Zauberpflanze, und der Wald hinter dem Haus, nur durch Überqueren einer Wiese zu erreichen, war zweifellos ein magischer Ort. Auf dem Rückweg über die Wiese gab es Binsen zu entdecken, aus denen sich Puppenstühle flechten ließen. Der Onkel hatte immer Zeit und spielte so lange ›Sechsundsechzig‹ oder ›Maumau‹ mit mir, wie es mir gefiel. Er hatte unter Tage gearbeitet und war Frührentner seiner Staublunge wegen, die ihn allerdings nicht daran hinderte, nach unseren Ausflügen eine dicke Zigarre im Lehnsessel am Wohnzimmerfenster zu rauchen. Selbst waren er und seine Frau kinderlos geblieben, und sie hatte als ältere Schwester meines früh verwaisten Vaters ein wenig die Mutterrolle für ihren jüngsten Bruder übernommen. Insofern war die Rolle als Ersatz-Opa für meinen Onkel schon vorgezeichnet.

Er starb, als ich zwölf Jahre alt war, und ich kann mich noch gut daran erinnern, wie ich ihn aufgebahrt daliegen sah. Nachdem ich die Todesnachricht bekommen hatte, war ich in der folgenden Nacht fürchterlich erschrocken, weil ich das Empfinden hatte, er wäre in meinem Zimmer. Damals konnte ich mir überhaupt keinen Reim darauf machen und fühlte mich wie in einem Albtraum. Am liebsten wäre ich zu meinen Eltern geflüchtet, aber dann hätte ich an der Zimmertür vorbeigehen müssen, wo ich ihn wahrzunehmen meinte. Und das traute ich mich nicht.

Heute denke ich, dass es bei unserer engen Verbindung ja naheliegend war, dass er sich von mir verabschieden wollte. Dass er mich so erschrecken würde, hatte er sicher nicht gewollt, und es kam dann auch nie wieder vor. Er war halt wirklich ein liebevoller Opa-Ersatz und bestimmt auch nach seinem Tod noch voller Rücksichtnahme.

Aufgebahrt sah er nahezu lebendig aus, und am auffälligsten war sein überraschend volles, nie ergrautes dunkles Haar. Der Sarg war umgeben von vielen Blumen, ich glaube, Lilien waren dabei, und die Blumen dufteten so intensiv und irgendwie nach Verwesung, dass es mich schauderte. Ich hatte danach jahrzehntelang ein Problem mit dem Duft von Lilien, obwohl ich die Pflanzen mag. Erst seit einiger Zeit habe ich sie wieder gern im Raum und freue mich an ihnen.

Ich bin trotzdem froh, meinen Onkel noch mal gesehen zu haben. Sein Anblick hatte überhaupt nichts Unheimliches. Das etwas Schauerliche war für mich nur dieser Geruch. Und es war seltsam, ihn so reglos zu sehen. Sein Gesicht konnte jetzt keine Freude mehr bei meinem Anblick ausdrücken, wie ich es sonst von ihm gewohnt war. Es war so eine merkwürdige Mischung aus einem fast lebendigen Aussehen und einer tiefen Entrücktheit.

Der zweite Tote, den ich aufgebahrt sah, war mein Vater. Erst jetzt wird mir klar, was da so anders war. Wir konnten in der Leichenhalle nicht an ihn herantreten. Da war eine Barriere vor dem Sarg, und wenn ich mich richtig erinnere, sogar eine Glaswand darüber. Auf jeden Fall war der Leichnam einfach weiter weg, nicht zum Anfassen nah, und ich erinnere mich an keinen Geruch wie bei meinem Onkel. Mein aufgebahrter Vater sah sich selbst auch viel weniger ähnlich als damals der Onkel. Beinahe hätte es auch jemand anders sein können.

Oder auch wiederum nicht, denn ein Detail erinnerte mich an seinen unverwüstlichen Humor, den wir miteinander teilten. Da hatte der Bestatter sich alle Mühe gegeben, ordnungsgemäß die Augen zu schließen. Ein Auge hatte mein Vater aber einfach wieder ein wenig geöffnet, und es sah aus, als ob er einem zuzwinkern würde, wie er es auch zu Lebzeiten immer gern gemacht hatte. Von einer Cousine aus der väterlichen Familie habe ich später erfahren, dass das bei ihrem Vater, seinem ältesten Bruder, genauso gewesen sei.

Auf jeden Fall war an dem Erleben meines aufgebahrten Vaters so gar nichts merkwürdig, unangenehm oder gar erschreckend. Wahrscheinlich kam hinzu, dass ich sein Sterben begleitet hatte und der Übergang zum Tod mich nicht so unvermittelt traf wie bei meinem Onkel.

Gemeinsam mit meinem Mann betrat ich den Aufbahrungsraum, in dem meine Mutter lag. Ein kleiner Raum mit Sitzgelegenheit für zwei Personen direkt neben ihrem offenen Sarg. Das war also wieder die Version, die ich von meinem Onkel in

Erinnerung hatte, nur ohne aufdringliche Gerüche.

Meine Mutter sah entschieden anders aus, als wir sie zuletzt gesehen hatten. Sie war dezent geschminkt, die blau-rote Stelle auf der rechten Kopfseite hatte jetzt den gleichen wächsernen Farbton wie der Rest ihres Gesichts. Es war keine Luft mehr in ihrem Bauch, der ungewohnt flach wirkte unter der Sargdecke, die ich für sie ausgesucht hatte. Meine übergewichtige Mutter wirkte so viel zarter, als ich sie in den letzten Jahren erlebt hatte.

Und sie sah irgendwie wenig nach meiner Mutter aus. Das, was ich noch am Vortag morgens in ihrem Bett hatte liegen sehen, hatte noch viel von meiner Mutter. Das hier irgendwie fast gar nicht. Eigentlich eher gar nicht.

Mein Mann sagte schon nach kurzer Zeit: »Sie ist nicht mehr hier.« So kam mir das auch vor.

In Anbetracht dessen, was wir an dem Tag noch zu erledigen hatten, schlug er vor, wieder zu gehen und uns um den Inhalt des vollgestopften Autos zu kümmern. Ich beschloss, einfach am nächsten Tag zurückzukommen und das ungewohnte neue Bild in Ruhe auf mich wirken zu lassen. Einstweilen verabschiedete ich mich von dem, was jetzt hier als Überbleibsel meiner Mutter lag, und wir gingen erneut in den Erledigungsmodus über.

Von unserer Bestatterin ließ ich mir die Umschläge zu den Todesanzeigen aushändigen, die ich so zeitnah wie möglich verschicken würde. Ich war zwar jetzt nicht ganz so schnell wie die Cousine, die die Umschläge schon beschriftet hatte, als ihre Mutter noch lebte, aber ich konnte ja die Zeit nutzen und die Umschläge vorbereiten, bis die Einladungen gedruckt wären. Eventuell würde ich morgen schon die zugehörigen Karten mitnehmen können.

Wir fuhren direkt zum KARO-Kaufhaus, wo die Mitarbeiterin heraussuchte, was sie noch nehmen würden. Den Rest brachten wir zum Wertstoffhof. Mir tat es leid um ein paar Gegenstände, die meiner Mutter etwas bedeutet hatten, und wir legten sie an den Rand, damit es immer noch eine Chance gab, dass sie womöglich einen neuen Besitzer fanden, der gerade seine Altlasten entsorgte. Das wäre dann ein Gottesurteil. Um die in Blautönen gekleidete Aufstellpuppe mit ihrer Ballonkappe auf dem Kopf, deren Lächeln mir immer leicht verzerrt erschienen war, tat es mir am meisten leid. Meiner Mutter war sie immer eine Freude gewesen. Vielleicht hat sie ja noch jemand mitgenommen, und sie ist nun in liebevollen Händen.

Zu Hause angekommen hatte ich das Bedürfnis nach einer Dusche, um mich von dem Staub der Ausräumaktion zu befreien, und nach einem Abendessen ging ich früh zu Bett. Ich war noch nicht eingeschlafen, als das Telefon klingelte. Zu einer Uhrzeit, zu der ich normalerweise gut erreichbar bin.

Es war mein Ex-Mann, der gehört hatte, dass meine Mutter im Sterben liege. Er wusste noch nicht, dass sie es bereits geschafft hatte.

»Ich möchte auf jeden Fall zur Beerdigung deiner Mutter kommen«, sagte er, »schon aus Dankbarkeit dafür, dass sie sich so gut mit um unsere Kinder gekümmert hat.«

Ich fand das sehr passend. Ich freute mich. Mir wurde ganz warm ums Herz. Falls Sie mein Buch über Elterntrennungen gelesen haben, wissen Sie vielleicht, dass wir kein tolles Ehepaar waren, aber dafür ein wirklich gut geratenes Trennungseltern-Paar.

Als mein Vater damals starb, waren die Kinder an dem Wochenende bei ihrem Vater. Als ich ihn anrief, um ihm zu sagen, dass der Großvater seiner Kinder gerade verstorben war, ging er mit ihnen in den Dom, um eine Kerze für ihren Opa anzuzünden. Obwohl er sonst kein Kirchgänger war. Ich fand das so eine schöne Geste. Ja, es war genau richtig, dass er zur Beerdigung kam. Er gehörte dazu.

Ich schlief ganz selig ein. Wie gut, wenn man sich über einen Ex-Mann freuen kann. Glücklicherweise kann mein Mann das gut aushalten. Über ihn freue ich mich ja auch dauernd.

NOCH EIN **BESUCH** BEI MEINER **MUTTER**

Ich freute mich darauf, am nächsten Tag noch einmal bei meiner aufgebahrten Mutter zu sitzen. Das war mir am Vortag zu kurz gewesen, aber da lag noch so viel zu erledigen an. Heute nicht. Heute hatte ich Zeit dafür.

Das Bestattungsinstitut rief an, um mitzuteilen, dass die Karten mit den Todesanzeigen schon bereitlägen. Ich beschriftete als Erstes die Briefumschläge und nahm sie mit. Dann könnte ich nach meinem Besuch bei meiner Mutter einen Gang durch ihr Heimatdorf machen, um die Briefe direkt bei Nachbarn und Verwandten einzuwerfen.

Die Angestellte des Bestattungsinstituts ging wieder voraus und richtete das Aufbahrungszimmer für meinen Besuch her. Ich musste nicht lange warten, bis sie zurückkehrte und mich dorthin brachte.

Die warme Beleuchtung im Aufbahrungsraum wurde ergänzt durch eine brennende weiße Kerze und das Licht von Bethlehem. Es gab etwas Blumenschmuck ohne jeden unangenehmen Geruch und leise Musik im Hintergrund.

Ich setzte mich auf den Stuhl, der meiner Mutter am nächsten stand. Meine Winterjacke ließ ich an. Es war kalt im Raum, aus gutem Grund. Ich war ziemlich froh, dass meine Mutter wenigstens ihre Strickjacke und die Sargdecke hatte.

Diesmal war ich mir nicht mehr ganz sicher, ob irgendetwas

von ihr hier war oder doch nicht mehr. Nach den Tagen am Sterbebett war das hier auf jeden Fall etwas ganz Neues. Es fühlte sich so anders an. Ziemlich fremd nach diesen Tagen mit so viel Nähe.

Mir fiel auf, dass der Blusenkragen meiner Mutter nicht, wie sie es sonst machte, über der Strickjacke lag, sondern darunter. So sah man ihre Goldbrosche ja gar nicht.

Einen Moment lang überlegte ich. War es angebracht, jetzt hier an dem Leichnam noch irgendwelche Verschönerungen vorzunehmen? Zögerlich und ein klein wenig ängstlich – wovor eigentlich? – trat ich direkt neben den Sarg und zog den Blusenkragen an beiden Seiten vorsichtig über die Strickjacke.

Ich setzte mich wieder. Es war nichts passiert. So sah es nun besser aus. Was sollte denn die Goldbrosche an der Kleidung meiner Mutter im Sarg, wenn man sie nicht einmal sehen konnte. Mit dem jetzigen Bild vor Augen war ich zufrieden und auch mit meinem Mut in der ungewohnten Situation. Ich saß weiter neben ihr und schaute sie an. Ich suchte nach etwas und fand es nicht. Ich wusste nicht einmal, nach was ich suchte.

Es war still. Aber anders still als an ihrem Sterbebett. Es war jetzt totenstill.

Auch anders als bei der Totenwache. Da war sie auch schon tot, aber es war nicht genauso totenstill. Ihr Körper veränderte sich in der Zeit noch sichtbar. Es war noch etwas in Bewegung.

Das hier wirkte ›richtig tot‹. Der geschminkte Körper war wie eine Maske, unter der ich von meiner Mutter gar nicht mehr viel vorfand. Es war gut, sie noch mal auf diese Weise daliegen zu sehen, bevor sie beerdigt würde. Je länger ich dasaß, umso mehr verstärkte sich mein Eindruck, dass meine Mutter diesen Körper nun wirklich und endgültig verlassen hatte.

Ich war doppelt froh, dass ich bei ›sofortiger Einäscherung‹ so zurückgezuckt war. Es tat gut, sich davon zu überzeugen, dass meine Mutter absolut tot war und nun tatsächlich der Erde übergeben werden konnte. Das ist übrigens einer der Gründe, warum Mechthild Schroeter-Rupieper abrät, davon zu sprechen, dass der Verstorbene ›eingeschlafen‹ sei. Es soll vorkommen, dass Kinder daraufhin Ängste vor dem Einschlafen entwickeln, weil sie das zu wörtlich nehmen. Schlafende darf man nicht beerdigen, sagt sie dazu. Trotzdem habe ich den Begriff ›eingeschlafen‹ auch hier im Buch verwendet, weil es mir manchmal treffend erschien. Aber ich würde ihn nie gegenüber Kindern verwenden.

So wie es hier jetzt für mich aussah, hatte mein Mann wohl recht gehabt. Hier war meine Mutter nicht mehr.

Ich blieb noch eine Weile sitzen, ohne dass sich irgendetwas an meinem Eindruck geändert hätte.

Hier würde ich sie nicht mehr finden. Wenn schon, dann eher in der Nähe ihres Rosenbäumchens. Oder bei ihrem Strickkorb.

Aber hier war sie nicht.

Ich würde wahrscheinlich nicht noch einmal herkommen.

Es zog mich nichts mehr her.

Ich verabschiedete mich von – ja, von was eigentlich – von dem Körper, der nur noch vage an meine Mutter erinnerte. Anders als nach der Totenwache hatte ich nicht mehr das Gefühl, ich würde mich von meiner Mutter verabschieden, als ich mit einem letzten Blick in Richtung ihres Körpers nickend den Raum verließ.

Ich nahm die Karten mit und setzte mich ins Auto. Es dauerte nicht lange, bis sie alle in die Umschläge gesteckt waren. Diejenigen, die ich gleich persönlich einwerfen wollte, brachte ich in eine passende Reihenfolge. Für die anderen hatte ich auf dem Weg zum Institut schon Briefmarken gekauft und klebte sie auf.

Der Spaziergang durch das Dorf tat mir gut. Hier war der Lebensmittelpunkt meiner Mutter gewesen, von dem sie sich nie hatte trennen wollen, um dann plötzlich doch mit fast siebenundachtzig Jahren einen neuen Lebensmittelpunkt zu finden. In diesem Dorf hatte ich meine Kindheit verbracht und Unterschlupf gefunden, als meine erste Ehe zerbrochen war. Später hatte ich hier viele Jahre mit meinem jetzigen Mann gelebt. Meine Kinder waren hier aufgewachsen. Aber es war irgendwie nie mein Ort gewesen. Den hatte ich erst später gefunden. Trotzdem hatten wir eine Verbindung, der Ort meiner Kindheit und ich. Wir hatten schon eine Menge Zeit miteinander verbracht.

Nun würde meine Mutter hier beerdigt, und das fühlte sich richtig an. Aber sehr viel würden wir nicht mehr miteinander zu tun haben, das Dorf und ich.

Es war eine Trennung im Guten. Wir waren uns nicht böse. Manchmal ist eine Zeit einfach vorbei.

Die restlichen Karten für die Post warf ich in den Briefkasten am Ortsausgang ein und fuhr nach Hause.

TRÄUME *SIND* **SCHÄUME**

ODER DOCH NICHT?

Am nächsten Morgen wachte ich aus wirren Träumen auf und brauchte etwas Zeit, um mich zu orientieren.

Mir war, als wäre meine Mutter um mich herum gewesen, um mir etwas Wichtiges mitzuteilen. Wie viel davon Traum war und was davon mein erster Eindruck beim Aufwachen, konnte ich gar nicht mehr auseinanderhalten.

Was wollte meine Mutter denn nur? Es war doch anscheinend alles so rundherum in Ordnung gewesen. Hatte ich irgendetwas übersehen?

Mit plötzlicher Klarheit stand mir das Bild vom Vortag vor Augen, als ich ihren Kragen gerichtet und die Goldbrosche unter der Strickjacke hervorgeholt hatte. Denn es war mir so sinnlos erschienen, dass sie sie trug, ohne dass man sie sehen konnte.

Allerdings: Im Sarg würde man sie auch nicht sehen können. Genauso wenig wie ihre Kleidung, die Unterwäsche, die Sargdecke und Ehering oder Holzkreuz.

Das war doch nun wirklich egal.

Oder doch nicht? Ich dachte mit einem leichten Schmunzeln an das nachdrückliche Bemühen meiner Mutter, dass nur ja nichts für uns finanziell verloren ginge. Dass ich ihr noch vorhandenes Taschengeld bekäme, und ihre Enkel die fünf Euro in der Jackentasche fänden für den Kuchen.

Ob sie etwa wollte, dass ich die Goldbrosche doch nicht mit dem Sarg versenken ließe, wie ich das schlüssig gefunden hatte? Mein innerer Blick blieb auf die Goldbrosche fixiert. Ehering und Holzkreuz samt Kette waren auf jeden Fall schon mal kein Problem.

Wenn ich meine Mutter jetzt richtig verstanden hatte jedenfalls. Und was sollte ich nun tun? Etwa im Bestattungsinstitut anrufen und darum bitten, dass man der Toten die Goldbrosche doch noch abnähme?

So weit käme es noch! Das war mir dann wirklich zu klein kariert. Das konnte meine Mutter von mir nicht verlangen. Sie selbst war immer großzügig gewesen, und ich wollte jetzt nicht um den Wert einer Goldbrosche schachern.

Nein, das wäre mir wirklich zu blöd.

Ich schüttelte den Gedanken entschlossen ab.

Ich frühstückte.

Ich wusch Wäsche.

Ich kochte das Mittagessen.

Und immer wieder drängte sich mir die Goldbrosche auf.

Mittags erzählte ich meinem Mann etwas amüsiert davon, der in seiner gewohnten Neutralität zuhörte und mir nicht nahelegte, was ich zu tun hätte. Er fand weder die eine noch die andere Lösung unmöglich.

Ich widersetzte mich und verbrachte irgendwie den Rest des Tages.

Am nächsten Morgen wachte ich auf, und das erste, was mir vor Augen stand, war die Goldbrosche am Blusenkragen meiner Mutter.

Ich begann, mich innerlich mit dem Gedanken auseinanderzusetzen, dass ich nachgeben könnte.

Vielleicht war es alles nur ein blödes Hirngespinst. Vielleicht aber war meine Mutter wirklich entschlossen, mich darauf hinzuweisen, dass ich den Gegenwert der Goldbrosche bitte der Finanzierung der Beerdigung hinzufügen sollte. Zuzutrauen wäre ihr das, nach der wilden Entschlossenheit, in der sie den Montag herbeigewünscht hatte, der sie dem Tod und mich der Auszahlung ihres Taschengeldes näherbringen würde.

Und eines wusste ich von meiner Mutter: Hartnäckig konnte sie sein. Ich auch. Aber sie auch.

Ich stand auf, frühstückte und ergab mich.

Ich rief das Bestattungsinstitut an. »Falls Sie den Sarg noch nicht geschlossen haben, möchte ich Sie bitten, die Goldbrosche vom Blusenkragen meiner Mutter zu nehmen. Aber wirklich nur, wenn er noch offen ist.«

»Das ist kein Problem«, antwortete eine Mitarbeiterin, die so wirkte, als ob das eine ganz alltägliche Anfrage sei. »Ich lege die Brosche für Sie heraus.«

»Es ist mir wirklich etwas unangenehm«, gestand ich ihr. »Aber ich habe das Gefühl, als ob es meiner Mutter entschieden lieber wäre.«

Wieder wirkte die Mitarbeiterin so, als ob das ein ganz normales Gespräch wäre.

Ich war beruhigt.

Von dem Moment an hatte ich nie mehr das Gefühl, meine Mutter hätte mir noch etwas Wichtiges mitteilen wollen.

Offenbar war sie genauso zufrieden wie nach der Sicherstellung der fünf Euro aus der Westentasche und ihrer Umwandlung in zwei Stücke Kuchen für die Enkel.

Ich muss immer noch schmunzeln, wenn ich daran denke.

Die Goldbrosche lagert jetzt in trauter Einigkeit mit einem Rest Zahngold in einer Schublade. So eine eiserne Reserve für Notzeiten hat meine Mutter immer gut gefunden. Neulich las ich in der Zeitung, dass der Goldpreis steigt, eine sichere Wertanlage offensichtlich.

Und dann fiel mir ein Jahr später, während ich mich mit dem Text hier befasste, ein, woher diese Brosche eigentlich stammte. Ich hatte sie als Jugendliche von meiner Patentante geschenkt bekommen, ein wertstabiles Geschenk für meine Zukunft. Dass ich sie sofort tragen würde, hatte wahrscheinlich meine Patentante gar nicht erwartet. Damals machte man schon mal Geschenke, die als zukunftsträchtige Wertanlage galten. Ich erinnere mich noch gut an die weiße Irisette-Bettwäsche, die ich zu Weihnachten bekam, als ich elf oder zwölf war. Meine Freude hielt sich in sehr engen Grenzen. Allerdings hat meine Mutter das Geschenk später aufgewertet, indem sie lernte, Wäsche bei sechzig Grad in der Waschmaschine zu färben. In Lila und Rostrot war die Bettwäsche doch noch zu gebrauchen.

Als ich damals von meiner Patentante die Goldbrosche erhielt, kam uns die Idee, dass meine Mutter sie vorerst tragen würde, damit sie nicht nutzlos herumlag. Wenn ich dann in einem Alter wäre, in dem ich so etwas tragen wollte, würde ich sie zurückbekommen. Dieses Alter hatte ich bisher bloß nicht erreicht.

Die Brosche war nur geliehen. Meine Mutter hatte darauf geachtet, dass wir am Ende nicht eine Weste mit einem Fünfeuroschein in der Tasche in einem blauen Sack entsorgen würden, und sie hatte im letzten Moment noch verhindert, dass eine nur geliehene Goldbrosche mit ihr beerdigt würde. Umsichtig wie sie nun mal war, und immer alles unter Kontrolle.

Ja, so war sie!

BEIM **PASTOR**

Am Telefon meldete sich ein Pastor, den ich nicht kannte. »Ich werde die Messe zur Beerdigung Ihrer Mutter lesen. Es wäre gut, wenn wir uns vorher treffen, um die Einzelheiten zu besprechen. Wann hätten Sie Zeit dafür?«

Ein passender Termin war schnell gefunden.

Früher hatte das Dorf, in dem wir lebten, seinen eigenen Pastor, der gleich neben uns wohnte. Er war eine Respektsperson, und es schickte sich, dass wir seine Mülltonne für die Müllabfuhr jeweils mit herausstellten, denn so etwas machte ein Pastor nicht selbst. Ich glaube nicht, dass diese Sitte auf Wunsch eines der Pastoren entstand, sondern habe meine Mutter im Verdacht. Als sie das nicht mehr konnte, übernahmen wir den traditionellen Mülltonnendienst. Der angenehme Nebeneffekt war, dass wir bei der Gelegenheit die selten volle Mülltonne des Pastors in Zeiten von Umbauarbeiten auffüllen konnten. Ich weiß aber nicht, ob das der Hauptgrund für meine Mutter war, ich glaube eher nicht. Bei ihrer großen Kirchentreue war es ihr bestimmt eine Ehre, so eine wichtige Funktion im Kirchenleben zu erfüllen, und sei es der Dienst an der Mülltonne.

Mittlerweile waren Kirchengemeinden zusammengelegt und das Pastorat verkauft worden. Es gab jetzt den vertrauten Pastor nicht mehr, der die Dorfbewohner gut kannte. Ich würde dem Pastor also alles über meine Mutter erzählen müssen, was mir wichtig war, damit er bei der Beerdigungsmesse eine passende Predigt halten könnte.

Ich setzte mich hin und schrieb mir Stichpunkte auf. Am besten würde ich einen Text verfassen, den er nach Belieben verwenden könnte. Schreiben fiel mir leicht, und es war eine schöne Gelegenheit, mich an alles das zu erinnern, was meine Mutter ausgemacht hatte und was sie mir und uns auf den Weg mitgegeben hatte.

Da war ihre Liebe zu Blumen und Pflanzen, der bunte Garten, den sie lange gehegt hatte, mit all den verschiedenfarbigen Stauden und Duftrosen. Ich bin so gern mit ihr an warmen Sommerabenden durch den Garten geschlendert und habe zugesehen, wie sie hier und da etwas abschnitt und mir am Ende einen Strauß überreichte, der es locker bis in die ›Landlust‹ hätte schaffen können. Da kam kein Blumenstrauß aus dem Fachgeschäft mit, die blieben für mich immer ein bisschen enttäuschend leblos. Von ihren Rosen haben wir einige umgesiedelt, als wir das Haus verlassen haben. Sie mussten zweimal umziehen, bis wir zu unserem endgültigen Alters(un)ruhesitz gefunden haben. Immerhin zwei davon haben es überstanden und zieren unseren Vorgarten.

Die bunten Socken, die die ganze Familie trug und die meine Mutter massenhaft gestrickt hatte. Ihr Handarbeitskreis, in dem sie alle Phasen ihrer Strick-, Häkel- und Bastelleidenschaft ausgelebt hatte, von Spitzendeckchen bis hin zu Filzpantoffeln, alles für einen guten Zweck natürlich.

Die Phase der Bauernmalerei, in der sie vor nichts Halt machte, das sich bunt anmalen ließ, die selbstgeknüpften Teppiche und schließlich die Gewürzkränze, mit denen sie vorübergehend einen schwunghaften Handel im Dorf begonnen hatte.

Dann ihre Begeisterung für alternative Heilmethoden zum Selbermachen. Dem Kombucha, der auf mysteriöse Weise aus einem Pilz entstand, den man sich in der Bekanntschaft weitergab, folgten die Schwedenkräuter und die selbst hergestellte

Ringelblumensalbe, für die sie Ringelblumen zog, die nur in der Mittagszeit bei Sonnenschein geerntet wurden, um dann abgezupft zu werden und auf einem großen Tablett auf dem Schlafzimmerschrank zu trocknen. Als ihr Mann ernsthaft erkrankt war, hatte sie sich das Heilkräuterbuch von Maria Treben gekauft und behandelte ihn entschlossen und konsequent mit allem, was sie darin als passend entdecken konnte. Eine Dorfbewohnerin hatte damit nämlich ihren krebskranken Sohn geheilt, also war bewiesen, dass es funktionierte. Aufgeben war ihre Sache nicht. Gab es ein Problem, dann regte sie sich erst sehr auf, aber dann musste eine Lösung her, da war sie unerbittlich. Und wenn auch das nicht half, dann beschloss sie, dass man trotz allem dankbar sein müsse. Irgendein Grund dafür würde sich schon finden, wenn man sich nur ernsthaft genug darum bemühte.

Wie oft habe ich ihr die kränkelnden Kinder gebracht, als ich noch mit meinem ersten Mann in einer anderen Stadt lebte, damit meine Mutter sie mit Schwedenbitterumschlägen über Ringelblumensalbe wieder gesund pflegte, was besser half als alles, das üblicherweise ein Arzt verschreiben konnte.

Ihr jahrzehntelanger Einsatz für ›alte Leute‹. Immer schon hatte sie sich um Ältere gekümmert, bis sie irgendwann Mitte ihrer Achtziger selbst zu alt dafür wurde und sich widerwillig selbst zu den Älteren zählen musste, um die sich nun andere kümmerten. Oft hatte sie davon erzählt, wie ihr Mann beim Neukauf eines Autos darauf bestanden hatte, dass es diesmal ein Viertürer würde, damit eine alte, ziemlich übergewichtige Nachbarin gut darin einsteigen könne, wenn sie sie irgendwohin mitnehmen würden.

Ihre große Freude an den Enkelkindern. Eine Tochter war ihr immer zu wenig gewesen, sie hätte gern mehr Kinder gehabt, und ich hatte mir Geschwister gewünscht. Aber es hatte halt nicht sein sollen. Von der Idee einer Adoption, von der sie mir später erzählte, hatte sie ihren Mann nicht überzeugen können. Wie glücklich war sie, als dann Nachschub eintraf in Form von zwei Enkelkindern. Für die hatte sie immer Zeit. Ich kann mich nicht erinnern, dass es ihr ein einziges Mal ungelegen gekommen wäre, wenn sich die Gelegenheit ergab, sie bei sich zu haben.

Und schließlich ihr starker Glaube, der mir nicht immer nachvollziehbar war, der ihr aber einen festen Halt gab und in dem sie sich durch nichts erschüttern ließ. Und der sie offenbar gut durch ihre letzten Lebenstage getragen hatte.

An Material für eine persönliche Predigt bei der Beerdigungsmesse würde es dem Pastor nicht mangeln. Ich schrieb alles in einen zusammenhängenden Text und druckte ihn aus. Den würde ich mitnehmen.

Ich habe mich immer gefragt, ob das nicht etwas verlogen ist, wenn bei Beerdigungsansprachen die Menschen so rundum positiv dargestellt werden. Meistens hört man ja nur Gutes, und falls überhaupt Kritik, dann nur in zarten Andeutungen. Eventuell kann man sich zusammenreimen, dass die überaus engagierte und besorgte Familienmutter mit ihrem Kontrollzwang ihren Lieben hin und wieder arg auf die Nerven gegangen ist, oder dass der erfolgreiche Mann, der seine Ziele im Leben umsetzen konnte, dabei womöglich etwas starrsinnig und für Frau und Kinder emotional wenig erreichbar war. Etwas Spielraum für Vermutungen bleibt da schon. Aber mehr auch nicht.

Und nun hatte ich zusammengetragen, was meine Mutter für mich ausmachte, und da war einfach gar nichts, was ich als Botschaft über ihre Schwächen gern weitergegeben hätte. Da war einfach nichts übrig geblieben. Da war auch nichts, was ich den Beerdigungsgästen als Raum für Vermutungen hätte anbieten mögen. Ich, die Hinterfragerin und Ketzerin vor dem Herrn hatte nichts Abgründiges zu der Beerdigungsansprache beizutragen. Fehlanzeige.

Und das auch noch ungelogen. Das muss man sich mal vorstellen.

Ob es vielleicht häufiger vorkommt, dass sich am Ende alles in Frieden auflöst und einfach nichts mehr da ist, was man noch kritisieren möchte oder könnte? Vielleicht wird bei Beerdigungsansprachen gar nicht so viel gelogen, oder sagen wir mal gnädig verschwiegen, wie ich bisher gedacht hatte? Vielleicht musste ich da umdenken.

Und wenn mir so gar nichts Kritisches in den Sinn kommen wollte: Möglicherweise hatte ich ganz unbemerkt, während ich am Sterbebett meiner Mutter saß, eine ebenso große Verwandlung durchlaufen wie sie?

Diese Idee gefiel mir von allen am besten. Ich würde das weiter beobachten.

Wenn auch nur ein kleiner Teil dieses Friedens, der bei ihr eingekehrt war, in meinem Leben Fuß fassen wollte, dann war er auf jeden Fall sehr herzlich eingeladen!

Meine Vorlage für die Beerdigungspredigt war perfekt, so wie sie war. Punkt.

Ich traf meinen Mann vor dem Pfarrbüro. Er kam gerade von einem beruflichen Termin in der Nähe und hatte bei der Gelegenheit gleich noch Mutters Rosenbäumchen eingesammelt. Ich genoss es, ihn dabei zu haben, denn wenn ich tatsächlich noch etwas an meiner Kindheit zu bemängeln hatte, dann war es mein Einzelkind-Schicksal. Meine Mutter, der ihre Geschwister so wichtig waren, hat mich deswegen immer bedauert. Jetzt hatte ich wenigstens einen Mann und erwachsene Kinder, die ich einbeziehen konnte, das war doch schon mal was. Genau genommen sogar sehr viel! Ich musste wichtige Entscheidungen nicht mehr allein treffen.

Die Pfarrsekretärin erkannte ich auf den zweiten Blick, sie lebte in unserem Dorf. Sie hatte für mich die frohe Botschaft, dass sich besondere Messdiener bei ihr für die Beerdigungsmesse gemeldet hätten; zwei Neffen meiner Mutter, den einen davon haben Sie schon als abendlichen Besucher in dieser Geschichte kennengelernt. Und es waren seine Kinder, die auf den Fotokalendern über Mutters Bett im Altenheim hingen. Der andere war sein älterer Bruder, der meine Mutter früher mit Klaräpfeln aus seinem Garten versorgte, und bei dem sie einige Male die Kinder hatte hüten dürfen. Darauf war sie regelrecht stolz gewesen, und gefallen hatte es ihr sowieso, da sie ja von Kindern nie genug bekam.

Das waren Ministranten nach Mutters und meinem Geschmack. Das fing ja gut an.

Ich gab mich beim Pastor als nicht mehr so erfahrene Kirchgängerin zu erkennen, ich würde also auf seine Vorschläge angewiesen sein.

Aber eines könne ich schon mal beitragen. Es müsse eine Beerdigung sein, bei der Maria mit dabei wäre. ›Maria breit den Mantel aus‹ wäre als Lied unverzichtbar. Darauf konnte man aufbauen.

»Am liebsten hätte ich es als Schlusslied«, sagte ich, während ich mir vorstellte, wie ein großer blauer Mantel über dem Altarraum schwebte, und wie der Körper meiner Mutter im Sarg mit dem Segen der Maria hinausgetragen würde. So wie sie ihren jüngeren Enkel unter den Schutz ihrer geliebten Maria gestellt hatte, als er aus dem Altenheim ging und alle wussten, dass es die letzte Begegnung gewesen war. Das rührte mich immer noch so, daran würde mich das erinnern.

»Das passt wirklich gut«, befand der Pastor, »das machen wir so.« Er hatte sicher schon kirchenunerfahrenere Angehörige durch eine Beerdigungsmesse und ihre Vorbereitung geleiten müssen. Da waren wir jetzt kein schwerer Fall für ihn. Das würden wir schon hinbekommen.

Die meisten seiner Vorschläge gefielen mir auf Anhieb.

Unser Mangel an enger Familie, schon gar an kirchentreuer Familie, war jetzt allerdings von Nachteil. Ich hatte niemanden aus der engsten Familie dafür gewinnen können, Fürbitten vorzutragen. Na gut, dann würde er das selbst machen.

Die Besprechung verlief ohne Komplikationen. Wieder ein Punkt abgehakt und eine Sorge weniger. Die Beerdigungsmesse würde meiner Mutter entsprechen, ich war zuversichtlich.

Da konnte ich gleich noch bei dem Lokal vorbeifahren, in dem der Beerdigungskaffee bestellt war. Das war seit meiner Kindheit *die* Gaststätte für alle Familienfeiern einschließlich Beerdigungen gewesen.

Ich war froh, dass sich hier gerade rechtzeitig ein neues Betreiberpaar eingefunden hatte. Auch das Kaffeetrinken würde in einem Rahmen stattfinden, der zu meiner Mutter passte. Hier hatten wir Vaters letzten großen Geburtstag gefeiert und später Mutters Achtzigsten. Und natürlich hatten wir uns hier auch zum Beerdigungskaffee für meinen Vater getroffen. Vielleicht sollte ich noch erwähnen, dass wir hier zudem vor Jahrzehnten meine erste Hochzeit mit dem Ex-Mann gefeiert hatten. Wie schön, dass das keine unguten Erinnerungen weckte. Wie sollte es auch: Die Ehe hatte uns zwei tolle Kinder beschert, also konnten wir nicht wirklich etwas bereuen.

Für meinen großen Bilderrahmen und den Strickkorb würde man mir einen Tisch vorbereiten. Dann könnte ich alles schon vor der Beerdigung dort drapieren.

Ich müsste nur noch rechtzeitig Bescheid geben, für wie viele Leute ich Kaffee, belegte Brötchen und Kuchen bestellen wollte.

Ich würde mich bemühen, eine realistische Zahl zu nennen, weil die Kosten nach bestellter Personenanzahl berechnet würden. Aber ich kannte mein Familienschicksal. Nichts wäre schlimmer, als wenn irgendjemand nicht satt würde. Das war stets die Sicht meiner Mutter, die ich offenbar übernommen habe, weshalb sie zum Beispiel bei Kaffeeeinladungen regelmäßig vier Stück Kuchen pro Familienmitglied als Minimum einkalkuliert hatte. Erst, als alle definitiv nicht mehr als ein oder zwei Stück schafften, wurde das auf etwa drei pro Person reduziert.

Zu den festen Ritualen bei den Einladungen zu ihrem Namenstag gehörte es, dass die Brüder, wenn sie sich bereits nachhaltig gegen weiteren Kuchen gewehrt hatten, unter aufgeregtem Zureden meiner Mutter ein weiteres Stück auf der versilberten Kuchenschaufel bis unmittelbar über ihren Teller gehalten bekamen, und die einzige Möglichkeit, die sie als ein ›Nein‹ akzeptierte, bestand darin, die Hände schützend über den leeren Teller zu legen oder gleich Kaffeetasse und Untertasse daraufzustellen. Dann brachte meine Mutter zwar auch noch eine gewisse Verzweiflung darüber zum Ausdruck, dass sie ihre Brüder nicht besser hatte versorgen können, aber man hörte an ihrem Tonfall schon den Beginn der Kapitulation heraus. Bei den übrigen Anwesenden verfuhr sie übrigens ganz ähnlich, ich hatte nur den Eindruck, dass sie am entschiedensten ihre jüngeren Brüder bedrängt hat. Vielleicht noch aus alter Gewohnheit der Ältesten, die an Verantwortung für die jüngeren Geschwister gewöhnt war.

Manchmal hatte sie mit der Kuchen-auf-Kuchenschaufel-über-Teller-Methode auch Erfolg, und die solchermaßen deutlich zum Kuchenkonsum eingeladene Person ließ sich doch noch auf ein weiteres Stück ein. Das hat meine Mutter erst recht in der Überzeugung bestärkt, dass eine gute Gastgeberin solche Methoden anwenden muss, um sicherzugehen, dass niemand aus Höflichkeit am Ende weniger bekommt, als er oder sie gerne wollte.

Meinem Mann hat die Rechenmethode, nach der meine Mutter die Anzahl der Kuchen festlegte, nie eingeleuchtet, aber ich selbst bin nicht ganz frei von dem Zwang, zu viel vorzubereiten.

Um das in Grenzen zu halten, würde ich mich vorher umhören, mit wie vielen Gästen in etwa zu rechnen wäre.

Und dann würde ich davon ausgehen, dass davon auch zur besten Grippezeit niemand krank würde oder aus anderen Gründen plötzlich verhindert wäre und würde gleichzeitig einkalkulieren, dass der ein oder andere unerwartet bei der Beerdigung auftauchen und ich Lust verspüren könnte, ihn oder sie einzuladen.

Sicher ist sicher.

Erwähnte ich schon, dass mir öfter nachgesagt wird, ich sei meiner Mutter doch recht ähnlich?

DIE **BEERDIGUNG**

Die Suppe für den späteren Nachmittag war vorgekocht. Die Blumen, die ich meiner Mutter mit in das Grab geben wollte, lagen bereit, ebenso der große Bilderrahmen mit den Fotos und der Strickkorb mit Wolle, dem Faschingsfoto und den größten Holzstricknadeln, die ich in ihrem Nachlass gefunden hatte. Dazu die letzten Babysöckchen, bis auf die eiserne Reserve, die ich für alle Eventualitäten beiseitegeschafft hatte, damit kein Urenkelkind meiner Mutter ganz ohne ihre selbst gestrickten Söckchen auskommen müsste.

Ein letzter Blick in den Spiegel, ein paar Haare vom schwarzen Mantel gezupft, so konnte ich zur Beerdigung gehen. Mein Mann versuchte gar nichts erst, mich davon zu überzeugen, dass wir zu früh wären.

Ich bestehe aber darauf, dass ich da nicht ganz so schlimm bin wie meine Mutter. Wenn man sie verabredungsgemäß abholte, ging sie vorsichtshalber schon eine Weile vorher wartend in der Einfahrt auf und ab, weshalb man immer das Gefühl bekam, selbst, wenn man früh dran war, man wäre doch ein wenig zu spät gekommen. Heute wollte ich auf keinen Fall spät losfahren, sondern den Tag mit so viel Ruhe wie möglich gestalten.

In der Gaststätte, in der der Beerdigungskaffee stattfinden würde, hatte die Betreiberin einen Tisch für mich vorbereitet, auf dem schon eine freundlich dreinschauende Engelsfigur wartete. Ich stellte die Fotowand auf und dekorierte den Strickkorb samt Söckchen davor. Hoffentlich würde heute jemand dabei sein, der sich auf die Geburt eines Kindes oder Enkelkindes freute und zusätzlich zum obligatorischen Heiligenbild aus der Kirche in Vorfreude ein paar Söckchen mitnehmen könnte.

Mit einem zufriedenen Blick auf das Arrangement verließ ich die Gaststube, und wir fuhren zur Kirche. Das Wetter war für die Jahreszeit einigermaßen freundlich, es war trocken und nicht zu kalt, als wir ausstiegen. Angenehmes Beerdigungswetter.

Direkt nach uns kamen schon die Kinder. Der jüngere Sohn war am Vortag zu seinem Bruder gereist und kam mit ihm und seiner Schwägerin gemeinsam mit deren Auto. Wir wollten gerade in die Kirche hineingehen, als das Bestattungsfahrzeug vorfuhr.

Als ich aus einem Bauchgefühl heraus den Bestatter gewählt hatte, war mir sein Firmenwagen noch gar nicht bekannt. Wäre er mir vorher schon begegnet, hätte ich mich erst recht für ihn entschieden. So etwas hatte ich noch nie bewusst gesehen, allerdings auch nicht besonders darauf geachtet. Aber nun stach mir ins Auge, was dieses Auto ausmachte.

Ein eleganter schwarzer Wagen, der nach Oldtimer aussah, mit sehr viel Glas. Ich kannte von früher diese dunklen Gefährte mit zum Teil getönten Scheiben oder zumindest solchen, auf denen sehr viel Beschriftung den Einblick erschwerte. Oder noch früher die mit beigefarbenen, gerafften Vorhängen, die niemandem einen Blick in das Wageninnere zumuteten.

Hier war nichts von alldem. Helle Scheiben, so tief heruntergezogen wie eben möglich, und nur ein sehr kleiner Schriftzug mit dem Namen des Unternehmens ganz unten seitlich auf einem Fenster, das war es. Mehr Sichtbarkeit ging nicht. Und so gab dieses elegante Fahrzeug den Blick frei auf den hellen Eichensarg mit dem messingverzierten Holzkreuz und einem üppigen, vielfarbigen Tulpenbukett, das Fröhlichkeit und Frühlingslaune ausstrahlte. Was für ein schöner Anblick, und das bei einem Sarg! Hier wurde nichts verschämt versteckt, wie ich das von früher kannte. Mutters geschmückter Sarg durfte sich in voller Schönheit zeigen. Wie mir diese Aussage gefiel. Wir holen den Tod ins Leben zurück. Er ist doch sowieso Teil davon.

Auch die Ästhetin in mir kam auf ihre Kosten. Was für eine gelungene Kombination aus dem, was meiner Mutter gefiel und was ihrer Tochter gefiel, die die Beerdigung in Mamas Sinne auszurichten hoffte. Die Tulpen würden ihr garantiert zusagen und dann noch der kluge Schachzug, dass wir die Doppelanschaffung für Sarg- und Grabgesteck gespart hatten. Ha! Sonst hätte sie am Ende noch gedacht, so ein großes Gesteck auf dem Sarg, das nachher in die Erde kommt, was für eine Verschwendung. Aber wenn die Pracht nachher oben auf dem Grab zu liegen käme, sodass man im Dorf sähe, wie hübsch ihre Familie sie ausgestattet hatte, das würde auf jeden Fall in Ordnung gehen.

Nachdem meine Mutter oder vielmehr ihr Körper, in dem ich sie zuletzt nicht mehr anwesend erlebt hatte, nun angekommen war, schien es mir nicht mehr richtig, vor ihr in die Kirche zu gehen. Wir ließen der Bestatterin und ihren Trägern Zeit, bis sie alles gerichtet hatten, und betraten erst dann die Kirche. Bestellte Träger bei einer Beerdigung waren für mich hier im Dorf neu, und ich hatte mich erst bei den alten Nachbarn vergewissert, ob sie das für eine gute Idee hielten. Früher übernahmen die Nachbarn das Sargtragen, solange sie das noch konnten. Die alte Nachbarschaft meiner Mutter war aber naturgemäß mit ihr alt geworden, und eine ausreichende Menge Sargträger, die das ohne Schaden an ihrer Gesundheit hätten riskieren können, gab es einfach nicht mehr. Selbst im Dorf meiner Kindheit ließen sich nicht mehr alle gewohnten Rituale aufrechterhalten.

Der Sarg stand nun seitlich im Altarraum, die Schleife des Gestecks war hübsch drapiert und die Aufschrift zu lesen. Auf dem Altar stand das brennende Licht von Bethlehem.

In der Sakristei traf ich auf einen alten Schulkameraden als Helfer, der meine Mutter natürlich gekannt hatte und mir kondolierte, dazu die beiden Cousins im Messdienergewand. Es fühlte sich vertraut und heimelig an.

Die Kirche war gebaut worden, als ich vielleicht zehn Jahre alt war. Hier waren meine Kinder zur Kommunion gegangen, hier hatte ich den jüngeren Sohn, der in den benachbarten Kindergarten ging, zur Palmstocksegnung begleitet und den Krippenspielen zugeschaut. Und auch die Beerdigungsmessen für meinen Vater und meine Oma hatten hier stattgefunden.

Wir nahmen mit der engsten Familie unseren Platz in der ersten Reihe ein. Der Raum füllte sich, auf Mutters große Familie und die alten Dorfbewohner war Verlass. Sie hatte reichlich Gäste bei ihrer Beerdigung. In ihrem früheren Leben wäre ihr das wichtig gewesen. Nach den letzten Tagen mit ihr wusste ich das nicht mehr so genau. Da war ja eh alles richtig gewesen. Aber doch, das hier würde ihr schon noch gefallen.

Das Orgelspiel setzte ein und zugleich der Einzug des Pastors mit meinen beiden Cousins und der Fahnenträgerin der katholischen Frauengemeinschaft.

Oh, Schreck, lass nach!

Ich hatte vergessen, die katholische Frauengemeinschaft zum Beerdigungskaffee einzuladen. Das hätte ich doch wissen müssen, auch wenn es meiner Mutter zuletzt selbst nicht mehr eingefallen war. Erster Fehler!

Die Zeremonie hatte noch nicht einmal richtig begonnen, und schon war etwas verkehrt. Da war er wieder, mein Perfektionswahn, der immer noch an mir klebte, so sehr ich mich auch gegen ihn zur Wehr setzte. Ich war hier, um meine Mutter bei ihrer letzten Reise würdig zu begleiten, und nun brauchte ich gefühlte fünf Minuten, bis ich zum eigentlichen Anlass des Geschehens zurückgekehrt war. Ich hatte nur einen Verein vergessen, den ich natürlich eingeladen hätte, wenn ich daran gedacht hätte.

Bei der Einsicht, dass nichts Schlimmes passiert war, hat mir etwas geholfen, dass die Fahnenträgerin die Frau eines der beiden Messdiener war und als angeheiratete Cousine immerhin nachher sowieso beim Kaffeetrinken wäre.

Der Anblick meiner beiden baumlangen Cousins rechts und links hinter dem Altar war beeindruckend. Sie sehen sich so verblüffend ähnlich, dass sie als Zwillinge durchgehen und auch schon mal verwechselt werden. Wie zwei Wächterfiguren standen sie aufrecht im Altarraum, und an der Seite die Frau des einen mit der Fahne. Da konnte meiner Mutter rein gar nichts passieren. Das fühlte sich so gut beschützt an.

Der Pastor hatte meinen vorbereiteten Text offensichtlich gründlich gelesen, und so hörte es sich an, als ob er über eine ihm bekannte Person reden würde. Die ausgesuchten Liedtexte sprachen mir aus der Seele, und alles war gut.

Ich war unerwartet froh, mich am Gewohnten ausrichten zu können, aber vielleicht nur, weil ich fand, dass es meiner Mutter so entsprach. Es freute mich, dass da ein Eichensarg stand und keine Schmuckurne. So hatte ich das ganz oft schon erlebt, so ging es seinen gewohnten Gang, ich war zufrieden. Auch wenn es vielleicht die letzte Erdbestattung in unserer Familie sein würde.

Und als zuletzt noch »Maria breit den Mantel aus« gesungen wurde, da war es für mich rund.

Aber es würde noch runder werden.

Am Friedhof angekommen warteten wir auf den Pastor und den Sarg. Die Beerdigungsgäste versammelten sich, es gab Begrüßungen, Händedrücke und Umarmungen.

Wie schön, dass so viele meiner Cousinen und Cousins gekommen waren. Die waren für mich als Einzelkind wichtig gewesen. So sehr es mir an Geschwistern gefehlt hatte, an Cousinen mangelte es nicht.

Sechs Kinder, Schwiegerkinder und zweiundzwanzig Enkel hatte meine Oma. Die Feiern auf dem Bauernhof bei Oma mehrmals im Jahr habe ich geliebt, und ich war wohl nicht die Einzige. Wenn ich heute darüber nachdenke, wie die anfangs noch junge Frau meines Onkels, bei denen Oma auf dem Hof lebte, diese Riesenfeste ausgerichtet hat, dann komme ich aus dem Staunen nicht mehr heraus. Mittagessen und Kaffeetrinken für alle gehörte dazu, mittags natürlich mit Vorsuppe und Herrencreme zum Nachtisch. So war es jedenfalls zu Weihnachten und ich meine auch zu Ostern. Dann gab es noch den Muttertag und Omas Geburtstag als große Familientreffen, aber kann sein, dass es da ›nur‹ Kuchen für alle gab. Bestimmt aber auch noch Schnittchen am Abend. Die rundeten natürlich ebenso die Weihnachts- und Osterfeier ab. Das muss so gewesen sein, denn nach dem Nachhausekommen gingen wir immer alle direkt ins Bett, es war sicherlich entsprechend spät. In der wärmeren Jahreszeit gehörte noch zum Programm, dass wir vor dem Abendessen mithelfen durften, die Kühe von der Wiese in den Stall zu geleiten.

Das Beste kam zwischen den Mahlzeiten: Nach dem Abspülen, damals noch von Hand, da beteiligten wir älteren Kinder uns, ging es hinaus auf den Hof, Verstecken spielen. Mit zahllosen Möglichkeiten in Ställen und der Umgebung. Alles immer mit weißen Kniestrümpfen oder in Strumpfhosen, schicken Schuhen und dem abendlichen kleinen Verweis, weil die mittags noch gute Ausstattung ein wenig ramponiert aussah; einmal hatte eine neue Sandale ihren Absatz ganz eingebüßt. Der kleine Verweis schien nie richtig ernst gemeint. Wahrscheinlich glaubten meine Eltern selbst nicht daran, dass es gut wäre, den Versuchungen des Spielens auf dem dafür idealen Gelände zu widerstehen.

Als der Pastor sich mit seinen Messdienern eingefunden hatte und der Sarg mit seinen Trägern bereit war, nahm ich mit meinem Mann den Platz hinter dem Sarg ein.

Ich hielt mich an der Hand meines Mannes fest, ich war so froh, dass ich nicht allein hier stehen musste. Meinem Einzelkind-Schicksal war ich ein für alle Mal entronnen. Hinter uns reihten sich die Kinder ein. Ab jetzt waren mein Mann und ich endgültig die Ältesten in der Familie, es gab keine Elterngeneration mehr vor mir. Wir hatten eine neue Rolle: Wir waren jetzt die Alten.

Ich erinnere mich am deutlichsten an den festen Händedruck auf dem Weg bis zum Feld mit den Rasengräbern. Ich fühlte mich stark. Alles war richtig. Und dann drückte ich seine Hand noch fester und schaute ihn an, denn Worte waren nicht nötig.

Direkt neben dem Grab meines Cousins aus der väterlichen Familie, der aus dem ehemaligen Elternhaus meines Vaters, war das Grab für meine Mutter ausgehoben.

Es war tatsächlich so gekommen.

Was zu Lebzeiten nicht hatte sein sollen, hatte der Tod so eingerichtet. Meine Herkunftsfamilien waren wieder vereint, per benachbarter Grabstelle. Wie tröstlich war das denn.

Bestimmt habe ich nicht so traurig ausgesehen, wie man es von der einzigen Tochter erwarten kann, die jetzt ihr letztes Elternteil verloren hat. Aber wenn Sie bis hierher gelesen haben, werden Sie das verstehen. Ich hatte den Eindruck, dass der Pastor berührter war als ich, als der Sarg in die ausgehobene Grube hinabgelassen wurde. Mit zwei oder drei kleinen Tulpen darauf gestreut, die die Bestatterin wohl aus dem großen Gesteck gezupft hatte, ohne dass man nachher irgendeine Lücke gesehen hätte. Fliederfarben war die eine Tulpe, ich sehe sie noch vor mir. Sie fiel mir auf.

Tschüss, Mama.

Hab's gut, wo du gerade bist. Grüß Papa, wenn du ihn siehst, auch die Tanten und meinen Cousin, deinen neuen Nachbarn hier unten.

Ich glaube, der Mama hatte es bis hierher gefallen. Ich war zuversichtlich. Trotz der Sache mit der katholischen Frauengemeinschaft. Darüber hätte sie sich früher auch furchtbar geärgert, wenn ihr das passiert wäre, vielleicht hätte sie es sogar zur Katastrophe erklärt. Wahrscheinlich sogar.

Jetzt nicht. Mach dir nix draus, schien Mama mir zuzuflüstern. Nimm doch nicht alles so ernst.

Und dann schwebte sie schon mal vor, zur Gaststätte, denn als gute Gastgeberin, die sie immer war, würde sie natürlich die Gäste dort bei ihrem Eintreffen empfangen wollen.

BEERDIGUNGS**KAFFEE**

Obwohl meine Mutter das älteste Kind in ihrer Familie war, hatten wir vor ihr schon ihre drei Schwestern, ihren Mann und ihre drei Schwager beerdigt.

Entsprechend oft hatte ich den Beerdigungskaffee im Kreis ihrer großen Familie und das Wiedersehen mit Cousinen und Cousins erlebt. Es war immer wieder schön. Die Familie ließ sich vom Anlass als solchem nicht davon abhalten, sich miteinander wohlzufühlen, wenn man schon einmal zusammenkam. Auf das Kaffeetrinken freute ich mich.

Ich konnte es nicht lassen, wie früher bei runden Geburtstagen meiner Eltern eine fröhliche Ansage zu machen und endete mit den Worten: »Bitte esst und trinkt alle reichlich, damit meine Mutter zufrieden ist mit ihrem Beerdigungskaffee. Ihr wisst ja, wie wichtig ihr das immer war.«

Die Beerdigungsgesellschaft ließ sich gern erheitern und lachte.

»Und falls jemand gerade in froher Erwartung von Nachwuchs ist – Enkelkinder gelten auch – könnt ihr euch bei mir melden. Es gibt noch letzte, selbst gestrickte Baby-Söckchen meiner Mutter zu verschenken.«

Spontane Meldungen blieben aus. Aber ich hatte es wenigstens versucht. Es würden sich schon mit der Zeit Interessenten finden.

Der Kaffee wurde eingeschenkt, die ersten Cousinen rückten näher zusammen, um Neuigkeiten auszutauschen. Ich ließ den Blick durch den gut gefüllten Saal schweifen, über die Verwandtschaft, alte Nachbarn, Freundinnen meiner Mutter und die Abordnungen der Vereine. Die Beerdigungsgäste schienen mehrheitlich gut gelaunt.

Mir fiel ein Spruch ein, den meine Mutter oft zitierte: »Ein bisschen Spaß muss sein, sonst kommt keiner zur Beerdigung.«

Offenbar hatte der Spaß ausgereicht, sie waren alle gekommen.

So langsam entspannte ich mich. Für mich war jetzt alles getan. Die Bewirtung übernahm die Gaststätte, ich musste mich um nichts mehr kümmern.

Ich schlenderte von Tisch zu Tisch und setzte mich mal hierhin, mal dorthin. Die Zeit verging im Flug. Was für eine nette Familie mir meine Mutter da vermacht hatte. Und dann die alten Freundinnen meiner Mutter, sie kannten mich, seit ich ein kleines Kind war.

Zum Beispiel meine Grundschullehrerin, die auch noch meine Kinder unterrichtet hatte, und die sich immer dafür interessierte, das Neueste von ihnen zu hören. Eine alte Freundin meiner Mutter, die manchmal für mich Partei ergriffen hatte, wenn sie den Eindruck gewann, dass ihre Freundin, die zufällig meine Mutter war, ihrer Tochter ein bisschen wenig Freiraum ließ. Die alten Nachbarn, bei denen ich mich mitunter als das kleine Kind fühlte, als das sie mich noch in Erinnerung hatten, auch wenn ich jetzt in den Sechzigern war.

Es lag Abschied im Raum. Manche würde ich vielleicht nie mehr wiedersehen. Bis auf die Familie natürlich, die würde bleiben.

Mein Ex-Mann saß an unserem Familientisch – sie kannten ihn noch alle. Vorbildlich fand man das, alle Achtung! Dabei war es einfach nur leicht gewesen. Wir hatten Glück gehabt. Dass man immer die meiste Anerkennung für Dinge bekommt, die einem leichtgefallen, wie zugeflogen sind, während man an anderen Stellen sich abmühte und kaum mal auf einen grünen

Zweig kam … das wunderte mich schon immer. Manchmal konnte ich das kaum wertschätzen, was mir leichtgefallen war, als ob es wenig wert wäre. Aber so ist das eben. Vielleicht sind wir für bestimmte Dinge begabt, die wir tun sollen, und die dürfen dann auch leicht sein.

Den Gedanken würde ich weiterverfolgen. Ich schreibe ihn hier gleich mal auf, dann kann ich ihn später nachlesen. Es darf auch leicht sein. Vielleicht bin ich für die Dinge, die mir schwerfallen, nie vorgesehen gewesen. Vielleicht bin ich der Welt am nützlichsten und mir selbst am angenehmsten, wenn ich die Dinge tue, für die ich mich gar nicht sonderlich anstrengen muss.

Und dann heißt es plötzlich: Wie ihr das hinbekommen habt, das finde ich ja toll. Das ist ja ein richtig gutes Vorbild. Aha! Nun war ich schon auf die Idee gekommen, dass ich mich nicht von Löwen zerfleischen lassen muss, um ein gutes Leben zu haben, vielleicht muss ich mich nicht einmal so anstrengen, wie ich das gewohnheitsmäßig tat.

Vielleicht war das Leichte gerade gut genug?

Ich traf mich mit einigen Cousinen an der Fotowand mit dem Strickkorb. Eine von ihnen, die oft in den Ferien bei uns gewesen war, entdeckte die Babysöckchen und war entzückt. Sie habe nämlich gerade erfahren, berichtete sie uns, dass sie Oma werde! Als ich das Sockenangebot in meiner Begrüßungsrede gemacht hatte, da war sie noch draußen vor dem Eingang in ein Gespräch mit einer anderen Cousine vertieft gewesen und hatte diese wichtige Ankündigung verpasst. Zu gern nähme sie ein Paar Socken mit. Sie suchte sich welche aus und strahlte.

Sie würde eine tolle Oma werden, da war ich mir sicher. Und inzwischen beweisen ihre begeisterten Berichte über das Leben als Großeltern, dass ich das vollkommen richtig eingeschätzt hatte.

Eine andere Cousine, die bei meinen beiden Eltern mit am Sterbebett gesessen hatte, entdeckte die extra großen Holzstricknadeln.

»Strickst du eigentlich auch?«, fragte sie mich.

»Nur ganz selten. Das hat ja immer meine Mutter übernommen.«

»Wenn du die Stricknadeln nicht brauchst, das wäre eine tolle Erinnerung für mich an Tante Fine.«

Die Holzstricknadeln wechselten ihren Besitzer. Wenigstens ein Teil des Nachlasses war sinnvoller Verwendung zugeführt.

Die Ersten machten sich auf den Heimweg, nach und nach leerte sich der Saal. Ich schüttelte Hände, umarmte, verabschiedete mich. Die Gastwirtin bereitete die Rechnung vor und machte sich daran, die Reste an Brötchen und Kuchen für uns einzupacken.

Es war nicht wirklich wenig, das übrig geblieben war. Einiges würden wir nachher zu Hause noch zur Suppe essen können.

Allerdings stellte sich heraus, dass belegte Brötchen zwei Tage später nur noch bedingt lecker sind. Die Reste wurden schließlich doch weggeworfen.

Aber wenigstens kann ich sicher sein: Bei Mutters Beerdigungskaffee sind alle satt geworden.

Zu Hause ließen wir das Ereignis im engsten Familienkreis bei Lauchsuppe mit roten Linsen und belegten Brötchen ausklingen. Zum Nachtisch gab es Kuchen. Streusel- und Apfelkuchen. Die Beerdigungsklassiker. Ich bin stolz darauf, dass wir wenigstens davon nichts wegwerfen mussten. Beim Kuchen war die Rechnung aufgegangen.

Nach der Beerdigung meines Vaters gab es abends, als ich im Bett lag, einen Moment, in dem ich weinen musste, nachdem alles so weit gut überstanden war.

Ich hätte mich nicht gewundert, wenn es jetzt wieder so gewesen wäre. Aber es war nicht so. Es war und blieb gut. Bis heute.

Vermutlich war damals der Unterschied zu jetzt, dass meine Mutter als Witwe zurückgeblieben war. Sie, die zeitlebens wie ein Mantra vor sich hergesagt hatte, dass sie nicht allein sein könne. Ich weiß nicht, ob ich damals um meinen Vater geweint habe oder um meine Mutter. Die Frau, die nun allein in ihrer Wohnung sein würde, obwohl sie bis dahin sicher war, das nicht zu schaffen. Das war so eine traurige Vorstellung.

Jetzt gab es keine traurige Vorstellung. Jetzt war alles wieder im Lot.

TEIL **DREI**

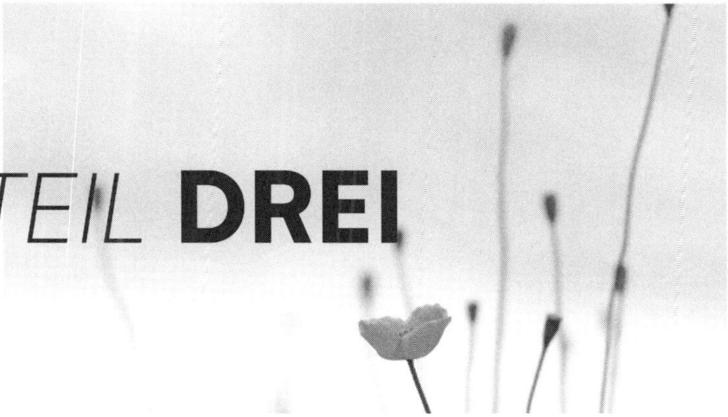

WENN DER **GRABSTEIN** *PLÖTZLICH* **WICHTIG** *IST*

Die nächsten Tage vergingen ruhig. Ich hatte Zeit. Ich musste nicht mehr ins Altenheim.

Obwohl ich nie viel von Gräberpflege und Friedhofsbesuchen gehalten hatte, nutzte ich die Zeit, um wenigstens einmal pro Woche ins Heimatdorf zu fahren, aus den Kränzen auf dem Grab Verblühtes herauszuschneiden oder zu zupfen und eine frische Kerze anzuzünden. Das Rasengrab war noch ohne Rasen, die Blumengestecke standen auf nackter Erde. Und die, das sah ich nebenan bei meinem Cousin, machte sich hübscher, wenn sie fein geharkt war.

Ich harkte.

Danach stand ich vor dem Grab und begutachtete das Arrangement.

Wenn ich die Kränze und Schalen anders verteilen würde, wäre es noch schöner. Ich schob alles so lange hin und her, bis ich zufrieden war. Die Schleifen mit den Aufschriften zog ich zuletzt akkurat gerade. So hatte ich das nebenan auf dem Grab meines Cousins gesehen.

Jetzt störten wieder die Fußspuren, also erneut harken, und dann passte es.

Ich bewunderte die frischen Blumen auf dem Nachbargrab. Es war wirklich sehr gepflegt. Die Frau des Cousins schien oft zu kommen. Ich hoffte, wir würden uns mal treffen.

Nachdem ich eh schon da war, ging ich auch zum Grab meines Vaters auf dem alten Friedhofsteil, das wir bis dahin nur notdürftig gepflegt hatten – meistens mein Mann, solange er noch dort in der Nähe gearbeitet hatte. Auch da zupfte ich, dekorierte, harkte. Und ich konnte nicht anders, als mich dabei behaglich zu fühlen.

Was war nur mit mir los? Warum war ich so anders?

Bis zum Sechswochenamt, dachte ich mir, wollte ich das so machen. Sechs Wochen nach der Beerdigung wird in der katholischen Kirche wieder eine Messe für den Verstorbenen gelesen, und nach diesem Einschnitt, so hoffte ich, würde sich das schon regulieren. Ich wollte doch nicht dauernd fünfundfünfzig Kilometer umweltschädlich mit meinem Auto durch die Gegend fahren, um ein wenig zu harken. Wir hatten ein großes Grundstück zu Hause. Da könnte ich reichlich harken, wenn sich das als meine neue Bestimmung herausstellen sollte.

Aber jetzt, solange sich noch kein Rasen auf dem Rasengrab eingefunden hatte und all die schönen Blumen auf Mutters Grab waren, die nach Pflege riefen, könnte ich durchaus öfter hingehen.

So langsam machte ich mir erste Gedanken über den Grabstein. Es würde einen Grabstein geben. Das war sogar Pflicht bei dieser Grabstelle. Bei meinen Friedhofsbesuchen schaute ich mich um, was mir gefallen könnte. Was wohl auf das Rasengrab meiner Mutter passen würde.

Einer der Grabsteine, nur mit Jahreszahlen, ohne weitere Daten, fiel mir wiederholt ins Auge. Er war ziemlich schlicht, ganz genauso würde das für meine Mutter nicht passen.

Die Proportionen. Es waren die Proportionen, die mir gefielen. Er war schlicht und machte trotzdem was her. Er war jetzt nicht der größte und herausragendste Stein auf dem Gräberfeld, aber doch so etwas wie ›gutes Mittelmaß‹. Ganz klein und zurückhaltend, das wäre doch meine Mutter nicht. Der größte müsste es aber auch nicht sein. Das wäre ihr nicht recht. Nicht zu hoch hinaus, das gehörte zu ihren Devisen, die sie mir auf den Weg mitzugeben versucht hatte. Glücklicherweise halte ich mich nicht immer daran.

Bei meinem nächsten Besuch hatte ich alles vorbereitet. Notizzettel, Stift und Zollstock.

Ich würde das Objekt meiner Wahl vermessen. Dann hätte ich einen Anhaltspunkt.

Zuerst ging ich meinen üblichen Grabpflege-Aktivitäten nach. Und schaute mich schon mal um, wie es mit dem Publikumsverkehr aussah. Ich wollte nicht unbedingt mit etwas auffallen, das so ganz und gar unüblich war. Ehrlich gesagt habe ich noch nie jemanden auf dem Friedhof mit einem Zollstock fremde Grabsteine vermessen sehen.

Anderssein war mein Schicksal, so empfand ich das. Ich war immer ein bisschen anders gewesen. Dass ich als einziges Mädchen aus meiner Volksschulklasse auf die höhere Schule gegangen war, hatte auch nicht wirklich geholfen. Dabei hätte ich lange Zeit so gern dazu gehört, ohne ein bisschen anders zu sein. Irgendwann hörte das auf und ich ergab mich. Aber nicht so weit, dass es mir egal gewesen wäre, beim Vermessen fremder Grabsteine auf dem Friedhof beobachtet zu werden.

Die Gelegenheit war günstig. Niemand in Sichtweite.

Ich vermaß den Stein bis auf einen halben Zentimeter genau. Bei der Höhe war ich mir nicht ganz sicher. Von wo misst man genau? Ist der vielleicht ein bisschen in den Boden eingelassen?

Ich vermaß den sichtbaren Teil und schrieb es mir auf.

Noch ein Blick über die Schulter in alle Richtungen – die Aktion war unbeobachtet geblieben. Glaube ich.

Ich hatte jetzt einen Anhaltspunkt.

Bei meiner nächsten Fahrt ins Heimatdorf hielt ich bei einem kleinen Geschäft für Grabsteine, auf das mein Mann mich aufmerksam gemacht hatte. Es lag auf dem Weg.

Die Ausstellung war überschaubar.

Und da war er – ein Stein in schönem, warmen Rot, etwas flammend, lebhaft wie meine Mutter. Aber neben den großen Steinen, die es dort auch gab, wirkte er etwas mickrig.

Ich nahm meinen Zollstock und maß. Gleiche Höhe wie der auf dem Grab, aber drei Zentimeter schmaler. Also praktisch fast so wie der, den ich gemessen hatte. Schmaler zwar, aber dafür farblich aufregender. Das glich die drei Zentimeter doch mehr oder weniger aus.

Ich beschloss, bei nächster Gelegenheit mit meinem Mann vorbeizukommen.

Meinem Mann gefiel der Stein auf Anhieb. Dass er etwas schlank emporragte, gefiel ihm sogar besonders. Schlank emporragend war meine Mutter zu Lebzeiten aber nie. Das gab ich zu bedenken. Für meinen Mann hätte der besser gepasst, der hätte gut schlank emporragen können. Aber für den brauchten wir vorerst keinen Stein, Gott sei Dank!

Wir ließen uns von dem netten Steinmetz beraten, der mögliche Aufschriften in Originalgröße ausdruckte, die wir an den Stein halten konnten. Mal nur mit Jahreszahl, mal mit komplettem Geburts- und Sterbedatum. Mein Mann hockte hinter dem roten Flammenmeer und hielt die Aufschriften gegen den Stein.

Also das wäre ein Fall für ›nur Jahreszahlen‹. Alles andere wirkte mir zu gedrängt. Nur mit Jahreszahlen, das sah gut aus.

Wir zogen uns zur Beratung zurück. Die möglichen Aufschriften gab uns der Steinmetz mit. Sicherheitshalber fragte ich nach, ob es möglich wäre, diesen Stein, so wie er jetzt da stand, in drei Zentimeter breiter zu bekommen.

Der Steinmetz gab das in seinen Computer ein. Und stellte fest: Für einen geringen Aufpreis wäre das machbar.

»Das wird dann allerdings drei Monate dauern, bis der Stein geliefert wird. Und man kann natürlich nie genau vorhersagen, wie die Zeichnung bei dem gelieferten Stein aussehen wird.«

Meinem Mann war es egal. Der Stein war gut und würde wahrscheinlich in drei Zentimeter breiter ebenfalls gut sein. Für ihn war die Sache geklärt.

»Darüber muss ich noch nachdenken«, sagte ich. »Ich melde mich bei Ihnen, wenn ich mir sicher bin, ob es dieser oder doch der breitere werden soll.«

Zu Hause, mit etwas Abstand, fand ich es schlüssig, den Stein zu nehmen, so wie er war. Drei Zentimeter hin oder her, wieso war das denn wichtig angesichts der Maßgabe meiner Mutter, dass ihr die Einzelheiten herzlich egal wären. Das hatte sehr glaubhaft geklungen. Ich glaubte nicht wirklich, dass drei Zentimeter Grabsteinbreite in ihrer neuen Existenzform für sie von Belang wären.

Aber dass ich mich gut kümmerte, das würde sie vielleicht doch mögen.

Ich tendierte demnach zum Stein, so wie er da war, und dann wäre die Angelegenheit bald erledigt und das Grab fertig. Und ich würde anschließend wieder normal werden und mich, wie früher, nicht mehr für Gräberangelegenheiten interessieren.

Die verschiedenen Aufschrift-Möglichkeiten für den Grabstein lagen im Fach unter dem Fernseher. Ich holte sie hervor. Der schmale Grabstein hieß: nur Jahreszahlen.

Ich ließ die Frage erst mal ruhen und ging meinem neuen Abendritual nach. Ich löste ein paar Sudokus aus den von meiner Mutter geerbten Rätsel-Heften. Während ich darin blätterte, entdeckte ich immer wieder ein Sudoku, das sie schon gelöst hatte. In etwas zittriger Schrift, mit Kugelschreiber so aufs Blatt gehaucht, dass man merkte, wie schwer ihr das schon gefallen sein musste, hatte sie die passenden Zahlen vollständig in die vorgegebenen Kästchen eingetragen.

Und darunter ein noch ungelöstes Rätsel, das ich nun ausfüllte. Da war ein zärtliches Gefühl, wenn ich ihre Handschrift auf dem gleichen Blatt sah, auf das ich jetzt in meiner Schrift die restlichen Zahlen eintrug. Plötzlich war meine Mutter wieder etwas bei mir, und ich fühlte mich mit ihr verbunden, durch ein altes, schon etwas vergilbtes Sudoku-Heft. In den nächsten Monaten ließ ich das kaum einen Abend aus. Meine Mutter und ich lösten die gesamten Rätsel der drei geerbten, ziemlich dicken Hefte. Und dann, ich bin einfach keine gute Sachen-Aufbewahrerin, trug ich alle drei in unsere Altpapiertonne, unsere Handschriften wurden von der Müllabfuhr mitgenommen und das Papier hoffentlich einer neuen Verwendung zugeführt. Jetzt können darauf neue Geschichten geschrieben werden.

Die Grabsteinfrage stand trotzdem weiter im Raum. Ich sollte eine Entscheidung treffen, nur wie und welche? Der vorhandene Stein hieß definitiv, dass nur Jahreszahlen gut daraufpassten.

Ich lese aber viel lieber, wenn ich schon mal auf einem Friedhof bin, die kompletten Daten. Nur so lässt sich errechnen, wie alt derjenige oder diejenige genau geworden ist. Und ist er oder sie vielleicht zu einem ganz besonderen Datum gestorben? Zum Beispiel an Weihnachten? Oder nur einen Tag vor oder nach seinem Geburtstag? Gleich fallen mir Geschichten dazu ein, und ich liebe doch Geschichten.

Irgendwie unbefriedigend, wenn der Stein keine Geschichte erzählen würde. Ach nein, und Geheimniskrämerin war meine Mutter nie gewesen, die erzählte gern. Die würde bestimmt das gesamte Geburts- und Todesdatum erzählen. Und wer sich für Astrologie interessiert, der wüsste ja überhaupt nicht, welchem Sternzeichen sie angehört hatte. Nur mal so als Beispiel. Sie war übrigens Zwilling.

Ich seufzte leise.

Mir dämmerte jetzt, welche Variante am ehesten dazu führen würde, dass die Angelegenheit zu ihrem Abschluss käme.

Nochmals besprach ich es mit meinem Mann, dem es weiterhin egal war, und dann rief ich den Steinmetz an. »Ich hätte doch lieber die Variante mit dem drei Zentimeter breiteren Stein und darauf die kompletten Daten.«

»Kein Problem«, sagte der Steinmetz, »ich melde mich dann in etwa drei Monaten, wenn der Stein da ist.«

Wenn ich das jetzt durchlese, muss ich lachen. Ich weiß nämlich inzwischen, wie die Nachbargrabsteine aussehen. Der eine kleiner, der andere größer und aufwendiger. Sagte ich ja schon, so gutes Mittelmaß, das würde Mutter gefallen. Das hatte ich wirklich super hinbekommen. Wer weiß, drei Zentimeter schmaler hätte er womöglich doch etwas mickrig gewirkt neben dem Stein des Cousins. Als ob ich es geahnt hätte.

KLEINE **ÜBERRASCHUNG** *ZWISCHENDURCH*

In der Post war ein dicker Brief des Bestattungsunternehmens. Nanu, wieso war die Rechnung denn so dick und schwer ausgefallen? Ich war erstaunt, aber nicht wirklich beunruhigt.

Ich öffnete den Brief und fand neben einer Rechnung, die wie erwartet ausfiel, als Extra ein kleines Fotobuch – Geschenk des Hauses.

Ein Fotobuch von der Beerdigung! Auf so eine Idee muss man erst mal kommen.

Nicht nur, dass sie den Sarg mit voll einsehbarem Auto herumfahren, nein, sie machen auch Fotos. Und daraus ein Fotobuch zur Erinnerung für die Angehörigen. Der Sarg mit dem schönen Gesteck. Der Sarg in der Kirche am Altar. Und in der Mitte des Fotobuchs, über beide Seiten, ergießt sich das üppige bunte Tulpengesteck in Frühlingslaune. Und auf den letzten Seiten die schöne Blumendekoration auf dem Grab.

Das hatte ich noch nie gesehen, und das hatte auch noch niemand gesehen, mit dem ich darüber sprach.

Man kann, wenn erwünscht, weitere Exemplare des Fotobuchs käuflich erwerben.

Auf mein Bauchgefühl ist doch oft Verlass. Wenn ich noch an dem Ort wohnen würde, dann wüsste ich jetzt, wer später mal mein Bestatter wird.

Aber wer weiß, vielleicht macht sein Beispiel Schule, und

nach meinem Tod ist es gar kein Problem, wieder so jemanden zu finden. Falls meine Kinder überhaupt ein Fotobuch von meiner Urne wollen. Vielleicht machen sie auch einfach selbst ein paar Fotos an dem Platz, an dem sie die Asche verstreuen, wenn man das dann darf. Falls es überhaupt eine Feuerbestattung wird. Bei der Internetrecherche stellte sich nämlich heraus, dass ich fälschlich davon ausgegangen war, das sei die ökologisch sinnvollere Lösung. So einfach ist das aber gar nicht.

Ich fragte daraufhin die Bestatterin Caren Baesch, die mich darüber aufklärte, dass es viele Details zu bedenken gibt, wenn man seinen »letzten Fußabdruck« möglichst klein gestalten möchte, und dass eine Erdbestattung keinesfalls grundsätzlich die schlechtere Ökobilanz hat. In einem Interview mit dem ›Friedlotsen‹ haben sie und andere Bestatter das näher ausgeführt, der Link dazu findet sich im Literaturverzeichnis.

Aber wer weiß, wie die ökologisch sinnvollste Lösung aussieht, wenn meine Bestattung anliegt. Das mit dem Verstreuen der Asche würde mir schon gut gefallen. Vor allem, wenn es möglich wäre, dass das irgendwo am italienischen Meer wäre, Amalfitana zum Beispiel wäre großartig. Aber das ist ein anderes Thema. So weit sind wir noch nicht. Ich hab hier noch einiges vor, und Ansichten, so viel weiß ich mittlerweile, können sich ja immer wieder ändern.

Liebe Kinder, das mit der Amalfitana ist nicht obligatorisch, macht euch bloß keinen Stress. Oder um mit meiner Mutter zu sprechen: Mir ist herzlich egal, wie ihr das löst. Am besten so, wie es für euch gut passt.

Einstweilen freute ich mich über das Fotobuch, das wie eine Erlaubnis wirkte, auf ein angenehmes Ereignis zurückzublicken. Wenn man es sogar fotografieren darf. Aber wozu brauchte ich eine Erlaubnis, wenn es für mich doch sowieso stimmte? Das wollte ich mir eigentlich abgewöhnen trotz Sozialisierung als Mädchen in den Fünfzigerjahren. Es war uns nicht direkt in die Wiege gelegt worden, selbstständig zu denken, aber dafür wurde meine Generation schließlich doch noch ziemlich aufmüpfig.

Und auch wenn ich keine Erlaubnis brauchte: Es ist doch einfach schön, zu wissen, dass es Gleichgesinnte gibt. An den unmöglichsten Orten, an denen man sie gar nicht erwartet hätte. Zum Beispiel im Bestattungsunternehmen.

DER LANGE **WEG** ZUM **RASENGRAB**

Das Sechswochenamt war vorbei. Die Blumen auf dem Grab hatten sich ausgezeichnet gehalten. Sogar das Tulpengesteck war dank der mäßigen Kälte erstaunlich lange ansehnlich geblieben, musste schließlich aber als erstes komplett entsorgt werden. Jetzt gab es keine Erinnerungsschleifen mehr auf dem Grab. Nur noch das Holzkreuz, das als Platzhalter für den späteren Grabstein aufgestellt war, verriet ein paar persönliche Daten.

Die Pflanzengeschenke zur Beerdigung waren gut ausgesucht worden. Sie stammten teilweise von ausgesprochen Fachkundigen, denn es gibt Gärtner in der Verwandtschaft. Zwei runde Weidengebinde in Kranzform, mit Erde darin und bepflanzt. Das hielt natürlich länger als ein normaler Kranz. Dazu Schalen mit Pflanzen, die man beim herkömmlichen Grab später bei der Grabgestaltung mit verwendet. Das kam jetzt natürlich nicht infrage.

Aber ich hatte eine Idee. Wir hatten ja schließlich einen großen Garten. Was ausgeblüht war, wurde heruntergeschnitten, und was zur Weiterverwendung im nächsten Jahr taugte, das nahm ich mit nach Hause. Jede Menge Blumenzwiebeln, die im nächsten Frühjahr bei uns wieder austreiben würden. Sofern die Mäuse am Waldrand das zulassen und sie nicht erfreut als interessantes Futter betrachten würden.

Ich kam mir langsam vor wie meine Mutter. Bei ihren

täglichen Besuchen auf dem Friedhof, den sie anfangs mit dem Fahrrad aufsuchte, später mit dem Auto, brachte sie immer mal wieder etwas aus dem Friedhofskompost mit. Dreivierteltote, labbrig aussehende Primeln, die in unserem Garten hinter irgendwelche Büsche gesetzt wurden, weil meine Mutter ihnen zutraute, im nächsten Frühjahr wieder zum Leben zu erwachen.

Während andere Hunde und Katzen retten, rettete meine Mutter Pflanzen. Sie hatte schon reichlich damit zu tun, das in Sicherheit zu bringen, was bei ihren jahreszeitlich wechselnden Bepflanzungen aus dem Weg musste, aber weggeworfen wurde es nicht. Es gab zahlreiche Ecken auf dem Grundstück, die man von Terrasse und Balkon aus nicht sah, die mit Pflanzen, oder was meine Mutter noch dafür hielt, in Wartestellung bestückt waren. Da konnte man leicht einige Überlebende aus dem Friedhofskompost mit unterbringen.

Ich hatte keine besondere Zuneigung zu diesen Pflanzensanatorien, zumal sich bei Weitem nicht alle Geretteten vom Optimismus meiner Mutter mitreißen ließen. Immer wieder aber gab es dennoch erstaunliche Entwicklungen bei ihren Schützlingen. Sie pflegte ja überhaupt so gern, und als die Enkel dafür zu alt waren und der pflegebedürftige Mann verstorben, konnte sie nicht einfach damit aufhören.

Und nun kniete ich hier regelmäßig vor den Weidenkranz-Bepflanzungen und den Schalen und schaute mir an, was noch eine Weile auf dem Grab gefällig sein könnte und was womöglich eine Zukunft in unserem Garten hätte. Je länger ich die Pflänzchen hegte, umso unwahrscheinlicher wurde eine Entsorgung auf dem Friedhofskompost.

Als schließlich der erste der beiden Weidenkränze endgültig nicht mehr genug zu bieten hatte, dass ein Verbleib auf dem Grab Freude gemacht hätte, da schaffte ich es einfach nicht, ihn dem Kompost zu übergeben. Er sah doch hübsch aus. Damit würde man bestimmt noch mal was machen können. Ich legte ihn in den Kofferraum. Er fand eine neue Heimat auf der Abdeckung der Klärgrube, wo er den Beton schmückt und mit seiner Form auch gut hinpasst.

Die besonders pflegeleichten Pflanzen, die Sukkulenten, von denen schon einige auf dem Grab meines Vaters wohnten, siedelte ich einfach auf sein Grab um. Mit besten Grüßen und Wünschen von meiner Mutter. Nun lagen sie doch nicht gemeinsam in einer Gruft, weil er einfach zu früh verstorben war und sie trotz vieler Krankheiten unerwartet spät. Aber sie schickte ihm einen kleinen Blumengruß von ihrem Grab.

Es begann sich hinzuziehen. Ich hatte zwar ein Rasengrab gekauft, und das Sechswochenamt war auch vorbei, aber immer noch mochte ich das Grab nicht sich selbst überlassen. Doch je weniger Pflanzen dort noch wuchsen, umso seltener fuhr ich hin.

Ich hatte ja auch wieder eine neue Aufgabe. Die Lektorin hatte mein Trennungsbuch nicht nur gelesen, sondern darüber hinaus für gut befunden. Zwei Monate nach dem Tod meiner Mutter fuhr ich Richtung Süden zu meiner Freundin – der erste Ausflug in meiner neuen Freiheit – und nahm mit ihr einen Termin im Verlag wahr, bei dem klar wurde, dass das Einzige, was für einen Vertrag noch fehlte, mein ›Ja‹ wäre.

Also ja.

Neues kam auf mich zu. Die alte Aufgabe war erledigt, es ging auf zu neuen Ufern.

Zum ersten Mal hatte ich das Gefühl, dass ich ganz frei war, mich auf meine neue Aufgabe einzulassen. Ich hatte nicht mehr im Hinterkopf, dass meine Mutter jederzeit einen verstärkten Einsatz von mir, ihrem einzigen Kind, benötigen könnte. Das war vorbei.

Jahrzehntelang rief ich von jedem Urlaubsort aus möglichst rasch nach der Ankunft an, denn sie erwartete das und war jedes Mal dankbar dafür. Es sei die beste Medizin für sie, wenn sie erführe, dass bei ihrer Tochter gerade alles gut und sie heil angekommen sei. Das sei besser als Schlaftabletten, und schlafen konnte sie angeblich über Jahrzehnte nur sehr wenig.

Ich mochte zwar ihre Freude über meine Anrufe, aber bei diesen Sätzen zog sich immer etwas in mir zusammen und ich igelte mich ein.

Eigentlich schade, denn ihre Freude war ansteckend und machte mir ja im Grunde auch Freude, wenn ich es schaffte, mich darauf einzulassen. Aber so ganz fanden wir aus dieser Verstrickung nicht heraus. Wenn ich mich dann noch schuldig oder jedenfalls unmöglich fand, weil ich mich so anstellte, wurde es auch nicht wirklich besser.

Übrigens war es früher sehr viel aufwendiger, aus dem Urlaub anzurufen, man musste eine Telefonzelle und die passenden Münzen finden und dann in einer Schlange anstehen. Und in der ersten Zeit mit Handys war es die Suche nach einem Ort mit passablem oder überhaupt einem Handyempfang, der zu hektischen Aktivitäten nach der Ankunft führte.

Falls Sie sich jetzt wundern, dass jemand Psychologie studiert und jahrzehntelang praktiziert hat und das trotzdem nicht hinbekommt: Das ist normal. Umständehalber kenne ich nicht wenige Psychologen, und mir scheint, rein privat schlagen sie sich mit exakt den gleichen Widernissen und blinden Flecken herum wie alle anderen.

Es gibt diesen Spruch, der besagt, dass Kinder beides brauchen: Wurzeln und Flügel. In eine psychologische Sprache übersetzt hieße das: Bindung/Verbundenheit und Autonomie. Für meine Mutter war Verbundenheit wichtig, und die konnte sie vorleben und mir großzügig anbieten. Aber das Freilassen, das war nicht ihre Stärke. Ich glaube, sie hat dieses Bedürfnis bei mir einfach nicht verstehen können. Es war, als wären meine Flügel nie ganz ausgefaltet worden und immer ein bisschen verklebt geblieben. Damit war sichergestellt, dass ich nicht weit wegfliegen konnte, es reichte höchstens für Kurzstrecken.

Eines Tages sah ich bei uns, wie die Tauben, die im Pflaumenbaum genistet hatten, die Jungtaube aus ihrem Nest hinauslockten. Sie taten das Gegenteil von meiner Mutter, sie zeigten ihrem Kind, dass es jetzt selbstständig sein kann und darf, ja sogar soll. Ich stand am Fenster zum Garten, und mir liefen die Tränen über das Gesicht. Das fühlte sich genau richtig an. Das hätte ich mir so sehr gewünscht.

Je mehr Zeit inzwischen verstrichen ist, umso mehr verstehe ich, was so heilsam war an diesem besonderen Abschied von meiner Mutter. Die letzten elf Tage haben bewirkt, dass etwas, das wir nie ganz lösen konnten, am Ende doch gelöst war. Ich bewege mich jetzt frei mit dem Gefühl, dass meine Mutter, die mir das Leben geschenkt hat, es mir ein zweites Mal geschenkt hat. Die Erlaubnis, ganz mein eigenes Leben zu führen, mit ihrem Segen. Und ihrer Wertschätzung.

Es gibt viele Gefühle, die man nach einem Todesfall haben kann, und in einem Buch von William J. Worden las ich, dass eines davon das Gefühl der Erleichterung sein kann, bis hin zur Befreiung. Mit der Gefahr, dass die sich erleichtert fühlenden Hinterbliebenen das unangenehme Empfinden haben, es wäre nicht in Ordnung, so zu fühlen. Dabei wäre es gut, wenn wir akzeptieren könnten, wie wir nun einmal fühlen. Jeder hat seine eigene Geschichte und zu der passt das schon, was sich an Gefühlen zeigt.

Ich war jetzt frei, mich noch einmal neu zu erfinden, und ich stürzte mich mit frischem Elan auf meine aktuellen Aufgaben. Zum Grab kamen ein Buch und ein Haushalt, bei dem man nicht mehr so genau überall hinschauen durfte.

War bei meiner Mutter ähnlich gewesen. Oberflächlich war es immer ordentlich, aber im Kleinen nahm sie es später nicht mehr so genau. Außer im Garten. Der Garten ging vor.

Wenn ich das Jahr nach dem Tod meiner Mutter betrachte, dann war da viel Bestandsaufnahme: Wer war eigentlich meine Mutter? Was hat sie mir mitgegeben? Wo bin ich so wie sie?

Und irgendetwas hatte sich so dermaßen geändert, dass ich mich über jedes bisschen freute, wo ich so war wie sie. Es gab wirklich eine Menge Dinge, bei denen es eine gute Wahl war, so zu sein wie sie. Mein Mann hatte es schon immer gewusst und mir oft genug gesagt.

Bestimmt hat meine Mutter mit dem breitesten Grinsen, das man sich denken kann, dabei zugesehen, wie ich die Pflanzenüberlebenden auf ihrem Grab gerettet habe.

Meine Mutter war zwar tot, aber doch ziemlich nah. Nicht nur auf dem Friedhof. Auch bei uns zu Hause. Da war zum

Beispiel ihr Rosenbäumchen. Aber letzten Endes waren es nicht die Dinge, die mich an sie erinnerten, sondern mehr die Art zu sein.

Und was ich bislang noch nicht erwähnt habe: Ich hatte mittlerweile nicht nur ihr Rosenbäumchen in unserem Garten, sondern auch die beiden zugehörigen Schafe aus Ton. Die fand ich immer viel zu kitschig, ich mochte sie überhaupt nicht. Jetzt hingegen wohnt eines der beiden auf einem schönen Betonteller, der mit wechselnder Deko auf unserem Gartentisch steht. Da sitzt das Schaf und schaut mich immer etwas schelmisch an, wenn wir draußen essen. Das andere schaut von einem Fenstersims neben dem Tisch arglos in den Garten hinaus. Und das Ganze gefällt mir auch noch.

Bei der Sterbebegleitung hatte ich meine Mutter noch mal auf ganz neue Art kennengelernt. Und jetzt, nach ihrem Tod, ging das weiter. Ich machte weitere Entdeckungen. Ich hielt manchmal innere Zwiesprache mit ihr. Einfach so – oder mittels tönernem Schaf auf dem Gartentisch.

Ich hatte das richtig gute Gefühl, dass meine Mutter mit mir zufrieden war. Dann könnte ich das ja vielleicht auch mal sein. Nur so eine Idee. Die würde ich weiterverfolgen.

Dass ich so eine Zuneigung gewann zu Dingen, die meiner Mutter gehört hatten, schien mir ein Zeichen für die Heilung, die passiert war. Es fühlte sich einfach nur gut an. Nicht so, als ob eine unsichtbare Kraft mich dazu zwingen würde, etwas von ihr in meinem Leben zu lassen. Das hier fühlte sich vollkommen freiwillig an – eine Freiwilligkeit, die ich lange vermisst hatte.

In dem Buch ›Beratung und Therapie in Trauerfällen‹ von William J. Worden las ich, dass das Hüten von Gegenständen des Verstorbenen, die innere Zwiesprache mit ihm oder das Übernehmen seiner Eigenschaften ein Zeichen für fortbestehende Bindungen ist. Während die Wissenschaft noch darüber streitet, ob es eher gut ist oder eher nicht oder wie viel davon wie lange der Norm entspricht, bin ich mir sicher, dass es in unserem Fall einfach nur schön ist, dass wir dahin gekommen sind.

Sowieso habe ich während meiner beruflichen Tätigkeit festgestellt, dass es offensichtlich nicht zwei gleiche Menschen gibt. Wie sollte da für alle genau das Gleiche gelten?

In Wordens Buch las ich einen Ausspruch, den er 1957 an der Harvard University von Professor Gorden Allport gehört hat, und sofort habe ich Herrn Allport ins Herz geschlossen: *Jeder Mensch ist wie alle anderen; jeder Mensch ist wie einige andere; und jeder Mensch ist wie kein anderer.*

Sich das bewusst zu machen, könnte hilfreich sein.

Ich finde es schön und tröstlich, dass offenbar einiges von meiner Mutter jetzt in mir weiterlebt. Dass sie Spuren hinterlassen hat, die über ihr Leben hinausreichen. Mir gefällt die Vorstellung, und sie scheint nicht einzigartig zu sein.

Im Blog ›Stadt, Land, Mama‹ las ich einen berührenden Nachruf von Lisa Harmann über ihren Cousin, dem sie nahestand und der fünfundzwanzig Jahre zuvor als Jugendlicher verstorben war. Da schildert sie das gleiche Phänomen: *Und ein ganz kleines bisschen habe ich sogar das Gefühl, als hätte er damals einfach seine Körpertemperatur auf unsere verteilt, als er ging. Auf die Menschen, die ihm nah waren. Welch schöne Vorstellung, dass wir alle durch ihn mehr Wärme in uns tragen, mehr Liebe, wir mehr abzugeben haben, wenn es anderen nicht so gut geht.*

Den ›Welleneffekt‹ nennt der Psychiater Irvin Yalom diese Idee, dass Gutes, das der Verstorbene in die Welt gebracht hat, in anderen weiterlebt und von ihnen in immer weiteren Kreisen verbreitet wird, so wie bei einem Stein, den man ins Wasser wirft.

Ich war die Erste in der Familie, bei der plötzlich Eigenschaften meiner Mutter auftauchten, aber ich blieb nicht die Letzte.

Als mein älterer Sohn und seine Frau zwei Jahre später in eine Wohnung mit Garten umzogen, entwickelte er, der erklärte Stadtmensch, sich zum Spezialisten für Gartenarbeit. Nicht nur, dass er das Vorhandene pflegte und akkurat Hecken schnitt, er legte zusätzliche Beete an. Und das mit säuberlich abgestochenen Rasenkanten nach Art meiner Mutter. Während im gleichen Jahr der stets naturnah gärtnernde Ehemann sich erstmals bewogen fühlte, die Ränder unserer Beete zu säubern und den hineinwachsenden Rasen in seine Schranken zu weisen. Das sah ihm gar nicht ähnlich. Ich staunte. Und es gefiel mir.

In dem Buch von Gian Domenico Borasio, das für mich eine richtige Fundgrube war, hat mir so gut gefallen, was er über den Trauerprozess schreibt. Es gehe darum, meint er mit Verweis auf die Trauerphasen nach Worden, dem Verlorenen einen emotionalen Platz zu geben und die Erinnerungen mitzunehmen in sein weiteres Leben. Und da der gebürtige Italiener mit großem Einfluss auf die Palliativmedizin in Deutschland seit Jahren in der Schweiz tätig ist, macht er das an einem echt schweizerischen Beispiel deutlich, das mich überzeugt hat.

Öfter schon hatte ich darüber geklagt, dass, je älter ich werde, es immer mehr ›Löcher‹ in meinem Leben gibt, wo etwas fehlt. Da sind Menschen aus meinem Leben verschwunden, die mir wichtig waren. Da mussten Pläne aufgegeben und Wünsche begraben werden. Das Bild des Lochs war mir nur zu gegenwärtig.

Und dann schaffte es Borasio, mir das endlich so zu erklären, dass alles gut ist. Es gehe nicht darum, erklärt er, das Loch zu füllen, sondern damit zu leben. Das sei ein bisschen so wie mit dem Schweizer Käse. Der ist nämlich umso besser und reifer, je mehr und je größere Löcher er hat. Ohne Löcher ist er überhaupt kein guter Schweizer Käse, da fehlt ihm einfach die Reife.

Das hat mir eingeleuchtet und wirkt bis heute nach. Ich übe seither entschlossen, diese Löcher in meiner Geschichte zu mögen. Wer möchte schon mit Mitte sechzig unreif daherkommen? Dann schon lieber gereift mit Löchern.

Aber zurück zum Friedhof. Mittlerweile waren Monate ins Land gegangen, und ich harkte weiter die Erde, wenn ich mich auf dem Friedhof einfand. Das Rasengrab schien mehr oder weniger Theorie. Es bewegte sich auch sonst nichts, es kam kein weiteres Grab in der Reihe hinzu.

Jedes Mal, wenn ich zum Grab meiner Mutter kam, sah ich mir auch das ihres Nachbarn an und freute mich, dass da mein Cousin lag. Natürlich hätte ich ihm ein viel längeres Leben gewünscht, achtundsiebzig war er geworden, das konnte ich anhand der Daten auf dem Holzkreuz ausrechnen. Aber wenn er schon tot und begraben sein musste, dann gern gleich hier so traut neben meiner Mutter. Und ich – Sie erinnern sich, die Frau, der Gräber nichts bedeuten – freute mich regelmäßig, dass seines so gut gepflegt und umsorgt war. Wenn ich dann da war, holte ich entsprechend mit Mutters Grab wieder etwas auf, sodass beide zusammen ein netter Anblick waren.

Schließlich kam der Tag, an dem ich wie immer bewaffnet mit Eimer, Hand-Spiralharke, Gartenschere, Kerze und Feuerzeug den Friedhof betrat, den gewohnten Gang zum Grab machte und erstaunt vor einer Rasenfläche stand.

Es war so weit. Wir hatten ein Rasengrab.

Die Frau des Cousins hatte es vor mir gesehen und alles neu arrangiert. Neben den Holzkreuzen war ein schmaler Streifen mit einem grünen, kriechenden Blattgewächs. Dort durften Kerzen und Blumen abgestellt werden. So war es mir schon vom ersten Bestattungsinstitut erklärt worden. Man sei dazu übergegangen, das so zu machen, weil die Leute eben doch Kerzen und Blumen brächten, und dann sei es so am besten. Davor erstreckte sich über die beiden Gräber frisch ausgelegter, saftig grüner Rollrasen. Mittlerweile war es warm und trocken, offenbar wurde er gut gewässert, so wie er aussah.

Ich war froh, dass ich heute gekommen war, weil ich hinter dem Grab, auf einem freien Rasenstück, die restlichen beiden Schalen von Mutters Grab stehen sah. In einer davon war eine rote Kamelie, die für unseren Garten vorgemerkt war. Es ging ihr gut, und ich konnte sie gleich in Sicherheit bringen. Die größere Schale trug ich so, wie sie war, zum Auto, die kleinere konnte zunächst noch neben dem Holzkreuz stehen.

Ich warf einen zufriedenen Blick auf das Grab und machte ein Foto für die Familien-WhatsApp-Gruppe. Was der Bestatter konnte, das konnte ich schließlich auch.

DAS **GRAB** *IST* **FERTIG**

Ich besorgte einen kleinen Tontopf mit einem pflegeleicht aussehenden Gewächs, dessen rote Beeren sich bestimmt neben dem rötlichen Grabstein gut machen würden. Dazu eine Steinrose, die zufällig in mein Blickfeld geriet. So viel Deko durfte schon sein. Es war schließlich immer noch meine Mutter, und die in ganz dekofrei, das war einfach nicht vorstellbar. Noch ein neues Glaslicht zum Wechseln, und ich war gerüstet für den nächsten Friedhofsbesuch.

Meine Mutter hatte eine Nachbarin bekommen. Ein frisches Grab, den Namen auf dem Holzkreuz kannte ich nicht. Jetzt hatte sie rechts und links Gesellschaft; sie war ja nie gern allein gewesen. Ich schickte einen stillen scheuen Gruß in Richtung der neuen Nachbarin.

Die rötliche Beerenpflanze gehörte nach rechts, dann hatte der Cousin auch noch ein kleines bisschen davon. Sein Grab war nach wie vor regelmäßig mit frischen Blumen geschmückt, und mittlerweile sah es so aus, als ob die Blumenreihe ineinander überging. Mutters Grab profitierte auch von Nachbars Tulpenpracht.

Der gleichzeitig ausgelegte Rasen bedeckte die beiden Gräber wie eine große gemeinsame Decke. Das würde auch nachher noch so sein, nachdem das neue Grab seine eigene Rasendecke bekommen hatte, die sich anfangs von der

Doppelrasendecke unterschied. Der Rollrasen fürs Nachbargrab kam übrigens viel rascher, und ich begriff, dass es bei uns einfach wegen der Jahreszeit länger gedauert hatte. Wer pflanzt schon neuen Rasen im Februar an, da hätte ich ja auch draufkommen können.

Und dann dauerte es auch nicht mehr lange bis zum Anruf, dass der Stein eingetroffen sei und ich ihn in der nächsten Woche mit der Inschrift sehen könne, so wie wir sie festgelegt hatten. Mit einem lang gezogenen Kreuz darüber und den kompletten Daten unter dem Namen.

Ich war richtig aufgeregt, als ich auf dem Weg zum Friedhof zum vereinbarten Termin beim Steinmetz vorbeifuhr.

Da stand er in der Werkstatt, ein herrlicher rötlicher Stein, aber nicht zu wild gemustert, mit der besprochenen Gravur, die innen mit einer silbrigen Farbe betont war.

Ich stand vor dem Stein wie früher vor den ersten bestellten Möbeln bei ihrer Anlieferung und bewunderte ihn, ich fand ihn richtig schön. Die anwesenden Mitarbeiter schmunzelten, warum nicht mal eine erfreute Kundin im Grabsteingeschäft. Und ja, da könnten sie mir zustimmen, das sehe wirklich gut aus, und mit dem Stein hätte ich Glück gehabt. Ein schönes Stück.

Als er eine Woche später auf dem Grab stand, war ich immer noch sehr zufrieden. Die rote Beerenpflanze machte sich nett daneben, die Steinrose lehnte ich an den Grabstein. Ja, das sah irgendwie nach meiner Mutter aus.

Was meinst du, gefällt er dir? Ich lächelte mal probeweise für uns beide.

Und machte wieder ein Foto. Die treue Cousinen-Seele meldete gleich zurück, dass ihr der Stein gefalle, und auch die engste Familie war wohlwollend und hatte sich mittlerweile an mein neues Interesse für Grabanlagen gewöhnt.

Komplett wurde das Arrangement in der Adventszeit. In einem Floristikladen stieß ich auf eine abenteuerliche Mischung aus geweißelten Ästen als Untergrund, wenig frischem Grün, einer halbwegs sympathisch aussehenden roten Kunstrose und

Plastik-Tannengrün. Ein unsichtbarer Sog zwang mich, dieses eigenwillige Gesteck käuflich zu erwerben und mit zum Friedhof zu nehmen.

Das Adventsgesteck links vom Stein, Glaskerze und Steinrose davor, die rote Beere rechts.

Und im Gesicht ein breites Grinsen. Wie hatte mir so etwas passieren können? Es sah original aus wie bei meiner Mutter. Ihre Neigung, trotz viel echten Grüns immer noch jede Menge Plastikzeugs dazwischen zu mixen – beim Blumengießen verlor man am Ende den Überblick, wo man gießen musste, weil ja zwischen den Trockengestecken und den Plastikauswüchsen hie und da eine echte, nach Wasser lechzende Pflanze leben konnte.

Vielleicht habe ich sogar laut gelacht, möglich wäre das. Ich merke noch das Glucksen im Hals hochsteigen, wenn ich mich daran erinnere, wie ich vor diesem Original-Fine-Arrangement stand. Hallo, Mama, irgendwas von dir hat hier überlebt, siehst du? Ich könnte wetten, dass meine Mutter mindestens so laut gegluckst hat wie ich, während mein Vater, der ihre Deko immer arg übertrieben fand, mit den Augen zwinkerte.

TOTENSONNTAG IM ALTENHEIM

Die Post brachte uns eine Einladung. Am Totensonntag werde in einer Andacht in der Kapelle des Altenheims aller Verstorbenen aus diesem Jahr gedacht. Die Angehörigen seien dazu mit anschließendem Kaffeetrinken eingeladen.

Fast zehn Monate nach unserem letzten Besuch hier zum Ausräumen fuhren wir wieder die ehemals gewohnte Straße zum Altenheim. Auf dem Weg zum Haupteingang hatte man einen Blick auf den Gebäudeteil, in dem meine Mutter untergebracht gewesen war. Kein Rosenbäumchen stand mehr vor dem bodentiefen Fenster, woran man früher schon von Weitem erkennen konnte, wo meine Mutter wohnte. Es sah alles so anders aus. Die Wand war neu gestrichen und hatte jetzt einen bläulichen Ton.

Die Andacht war gut besucht, und zu Beginn wurde für jeden Verstorbenen eine Kerze angezündet und sein oder ihr Name laut vorgelesen. Die Kerze wurde von einer Mitarbeiterin feierlich auf einen der beiden dafür vorbereiteten Tische gestellt. Die Kerzen durften die Angehörigen nachher zur Erinnerung mitnehmen.

Einundvierzig Bewohner waren in diesem Jahr verstorben, bei einer Gesamtbelegung von aktuell hunderteinundfünfzig Personen, wie ich beim Kaffeetrinken erfuhr.

Es war eine berührende Andacht. Mit dem Tod war man hier nicht gleich vergessen. Meine Mutter brachte schon lange kein

Geld mehr ein. Trotzdem hatte man uns geschrieben, erinnerte an sie in einer Andacht, schenkte den Angehörigen eine Erinnerungskerze und versorgte sie anschließend mit Kaffee und Keksen. Wie es aussah, war es das gleiche Gebäck, das wir als Grundausrüstung zu Beginn der Sterbebegleitung bekommen hatten. Sie erinnern sich vielleicht an meinen Verdacht: Das hier ist mehr als ›Dienst nach Vorschrift‹. Hier ist Liebe im Spiel. Die Altenpflege kann so viel besser sein als ihr Ruf.

Das Kaffeetrinken fand im Mehrzweckraum statt, wo ich meine erste Angehörigenversammlung erlebt hatte, die ich in Erinnerung an mein eigenes Mutterdasein ›Elternabend‹ getauft hatte. Da wurde ähnlich erbittert diskutiert wie bei Elternabenden im Kindergarten, bei denen es etwa um die Frage ging, ob ein Nikolaus die Kinder erschrecken könnte und wegen möglicher Traumatisierung ein entsprechender Besuch unterbleiben solle. Oder ob dieses alte Kulturgut vielmehr erhaltenswert und unbedingt zu pflegen sei. Beim Alten-Elternabend gab es Sonderprobleme zu erörtern wie die, ob der Wäschedienst mit Kaschmir-Pullovern ausreichend achtsam umgeht …

Ich fand solche Elternabende als Mutter wie als Tochter gleichermaßen anstrengend. Als Mutter ging ich trotzdem eisern hin. Aber ich gebe zu, dass ich als Tochter diese Abende nachher geschwänzt habe, weil ich keine entsprechenden Probleme hatte. Wenn doch, dann ließen sie sich leicht direkt mit den Beteiligten besprechen und lösen.

Die Gespräche bei Kaffee und Keksen zu Totensonntag waren erfreulicher. Ich traf den Pastor wieder, von dem meine Mutter die Krankenkommunion erhalten hatte, und konnte ihm erzählen, wie viel mir diese Erfahrung bedeutet hatte. Und ich traf die Sozialarbeiterin, mit der ich mal in Sachen Streitschlichtung im Freundinnenkreis meiner Mutter telefoniert hatte, und die mich die Bucheinleitung schreibend am Sterbebett gesehen hatte. Woraufhin sie meiner Mutter laut ins Ohr rief, dass ihre Tochter jetzt gerade ein Buch schreibe.

Mit meinem Mann machte ich einen letzten, etwas wehmütigen Gang durch den schönen Altenheimpark. Die kleine oder die große Runde? Die große natürlich, mit Fischteich und den blökenden Schafen. Wirklich schön war der Park.

Das Gebäude sah etwas fremd aus mit dem neuen Anstrich. Alles im Wandel … und das ist gut so.

Die Schafe gingen diesmal leer aus und blökten uns ganz vergeblich mit der offensichtlichen Falschmeldung an, dass sie seit Ewigkeiten nichts mehr zu essen bekommen hätten. Meine Mutter hatte es sich zu einer ihrer selbst gewählten Aufgaben gemacht, im Altenheim altes Brot zu sammeln, das wir bei unseren Rundgängen an die lärmenden Schafe verteilt hatten. Damit konnten wir heute nicht dienen.

Mit einem letzten Blick zurück führte uns der Gang durch das Café zum Haupteingang, der in diesem Fall der Hauptausgang war.

Mein letzter Besuch im Altenheim.

Ich bin euch sehr dankbar. Ich hoffe, ihr wisst, wie wertvoll eure Arbeit ist. Falls nicht: Ich gebe mir alle Mühe, dass es hier deutlich herüberkommt.

SCHÖN, *DASS ES* **DICH GIBT**

Ich habe eine neue Lieblingstasse. Im Laufe der Zeit haben sich bei mir etliche unterschiedliche Henkeltassen eingefunden, aus denen ich Tee trinke. Mal Yogi-Tee zur Auswahl aus der rosa Holzdose, die mir vor vielen Jahren eine Freundin mit Tulpen bemalt hatte, mal frisch aufgebrühter Tee aus Kräutern aus dem Garten oder ein fein duftender Earl Grey.

Und dazu suche ich mir je nach spontanem Gefühl die Tasse aus, die mich gerade am meisten anspricht.

Beim Ausräumen im Altenheim war nach kurzer Überlegung eine Tasse mit der Aufschrift *Schön, dass es Dich gibt* in die Kiste ›Behalten-wir‹ gekommen. Ich spülte sie ab und stellte sie in den Küchenschrank ins Tassenabteil, wo ich sie anfangs nur herausnahm, wenn die bisherigen Lieblingstassen sämtlich in der Spülmaschine auf den nächsten Spülgang warteten.

Bald kam es vor, dass sie mir ins Auge fiel, wenn Besuch zum Tee kam. Es war doch nett, dem Besuch eine Tasse mit der Aufschrift *Schön, dass es Dich gibt* hinzustellen. Manchmal bekam sie mein Mann zum Tee nach dem Mittagessen. Ob er die Botschaft erkannt hat, weiß ich nicht. Oder ich suchte sie für mich selbst aus. Ich bekam sie auch manchmal.

Je länger ich die anfangs wenig beachtete Tasse um mich hatte, umso hübscher wurde sie für mich. Ein heller Grundton, nach oben hin zu zartem Flieder changierend und darauf als Dekor Klatschmohnblüten auf zarten Stängeln in unterschiedlicher Höhe. Klatschmohn ist seit jeher eine meiner Lieblingsblumen. Auf dem Henkel gab es eine ganze Reihe kleiner Klatschmohnblüten durch Stängel verbunden, so ähnlich, wie wir uns als Kinder aus Gänseblümchen Blumenketten gebunden hatten. Und eine einzelne Klatschmohnblüte oben auf der Innenseite der Tasse.

Meine neue Lieblingstasse passt so wunderbar zu meinem Lieblings-Trauer-Buch von Mechthild Schroeter-Rupieper. Das Cover von ›In deiner Trauer getragen‹ zieren zwei üppige lila Klatschmohnblüten. Dazu das zarte Flieder meiner Tasse mit dem roten Mohn.

Während ich das hier schreibe, steht die Tasse neben mir, den Yogi-Tee habe ich gerade ausgetrunken.

»Schön, dass es Dich gibt«, sagt die Tasse zu mir, und jedes Mal, wenn ich sie jetzt sehe, habe ich inzwischen das zärtliche Gefühl, dass meine Mutter so zu mir spricht, die ehemalige Tassenbesitzerin, und gleichzeitig spreche ich selbst so zu ihr, indem ich ihre Tasse würdige und benutze.

Ja, Mama, schön, dass es dich gibt. Wir hatten es wirklich nicht immer leicht miteinander. Umso schöner, dass ich diese Tasse jetzt so annehmen kann und dass da kein Haar im Tee ist, wenn ich aus der Schön-dass-es-Dich-gibt-Tasse trinke und an dich denke.

Und das ist die Wahrheit. Auf dem Etikett des Yogi-Tees steht immer ein Sinnspruch, und der heutige besagte: *Sprich die Wahrheit*.

Hab ich getan.

Ich gebe zu, ich habe diese Tasse anfangs noch etwas verkannt. So wie meine Mutter. Aber ich lerne dazu. Hab ich bei meiner Mutter gesehen, kann man bis ganz zum Schluss. Ich bin also kein hoffnungsloser Fall. Auf keinen Fall. Wenn ich die Botschaft vom Sterben meiner Mutter richtig verstanden habe, sind wir allesamt keine hoffnungslosen Fälle. Wer weiß, was alles noch möglich wird. Darauf vertraue ich.

Wie ich schon von Elisabeth Kübler-Ross gelernt habe: Es ist nie zu spät. Es kann immer noch gut werden.

Schön, dass es uns gibt.

AUFGEHOBEN *IN DER* **AHNENREIHE**

Am Ende hat mich meine Mutter damit verblüfft, dass sie ihrer Mutter noch überraschend ähnlich wurde. Dabei empfand ich die beiden vorher als grundverschieden. Ein bisschen mehr sympathisierte ich mit Omas Art. Obwohl wir gar nicht so ein enges Verhältnis hatten, Oma und ich, wie es später meine Mutter mit ihren zwei Enkelkindern hatte.

Oma hatte zweiundzwanzig Enkelkinder. Mit den vier Kindern eines Sohnes lebte sie in einem Haushalt, die anderen kamen an Festtagen zu Besuch. Und alle bekamen zu Weihnachten ein Geschenk: eine Tafel Schokolade mit einem kleinen Geldschein dazu.

An Sonntagen kam sie jede zweite Woche nach der Messe zu uns nach Hause und wir nahmen gemeinsam das Mittagessen ein, nachdem meine Mutter ihr vorher die Haare gewaschen hatte. Da war ich immer ganz bezaubert, wenn ich Oma mit ihren langen weißen Haaren sah, die sonst in einem Dutt auf dem Kopf zusammengesteckt waren. Sie sah dann aus wie eine alte Indianerin, das hat mich als Kind so fasziniert und immer wieder zum Staunen gebracht. Wenn sie wieder mit einem Dutt in eine normale Oma zurückverwandelt wurde, bedauerte ich es jedes Mal.

Irgendetwas entdeckte ich damals an ihr, das wirklich ein Teil von ihr war, mit dem ich mich verbunden fühlte. Denn am

Ende starb Oma ja regelrecht indianisch. Solche Berichte wie den über ihren Tod hatte ich bis dahin nur über Indianerhäuptlinge gelesen, die wissen, wann sie sterben, und sich dafür zurückziehen. Oder von indischen Gurus, die sich zum Sterben hinsetzen oder -legen und im Beisein ihrer Schüler ihren Körper verlassen.

Wenige Tage vor ihrem Tod sah ich Oma zum letzten Mal. Alle zweiundzwanzig Enkelkinder hatten sich für einen Fototermin getroffen. Das Foto sollte ein Geschenk zu ihrem fünfundachtzigsten Geburtstag werden, den sie nicht mehr erlebte. Er sollte ursprünglich groß gefeiert werden in dem üblichen Lokal, in dem auch der Beerdigungskaffee für meine Mutter stattfand. Keine zwei Jahre zuvor wagte Oma dort zu meiner ersten Hochzeit mit meinem frisch angetrauten Mann noch ein Tänzchen und nahm bis nachts um zwei Uhr an dem Fest teil.

Nur diesmal wirkte sie etwas unglücklich, und als sie schließlich gefragt wurde, ob ihr lieber wäre, das Fest abzusagen, war sie sehr erleichtert. Das erlaubte ihr, zwei Tage vor ihrem Geburtstag auf ihre letzte Reise zu gehen, die sie morgens ankündigte und nach Feierabend im Beisein aller Kinder und Schwiegerkinder antrat.

Fünf Tage zuvor, nach dem Fototermin, kam ich mit meinem ersten Kind, wenige Wochen alt, zu ihr, um ihr ein weiteres Urenkelkind vorzustellen. Das ermöglichte mir, meine Oma in diesem besonderen ›Zwischenzustand‹ zu erleben, den ich bei meiner Mutter in den letzten elf Tagen so gemocht hatte.

Heute glaube ich, Oma wusste genau, dass sie sterben wird, obwohl sie nicht erkennbar sterbenskrank war. Sie zog sich an ihrem Todestag morgens für die Verabschiedung von ihrer Familie noch selbst ein frisches Nachthemd an.

Es war eine ganz besondere Atmosphäre um Oma herum, die ich damals noch nicht einordnen konnte, aber nie vergessen habe. Im Raum breitete sich großer Friede und dieses Alles-ist-gut-Gefühl aus. Oma saß still in ihrem Sessel, weder fixierte sie ihren neuen Urenkel noch sagte sie irgendetwas Besonderes. Dabei wirkte sie gleichzeitig kein bisschen desinteressiert.

Sondern überaus präsent. Hinspürend. Sie bemühte nicht den Sehsinn, der eh nicht mehr gut funktionierte, um ihren neuen Urenkel kennenzulernen, sondern sie fühlte ihn. Und wirkte so zufrieden dabei. Wieder war ich bezaubert, ohne zu verstehen, was vor sich ging.

Erst später, als ich Meditationserfahrungen machte, erlebte ich diese Atmosphäre in Sternstunden mal wieder, und dann war da ein Aha, ein Wiedererkennen. Und ebenso am Sterbebett meiner Mutter.

So wie ich manche Qualitäten meiner Mutter erst spät entdeckte, habe ich auch Oma erst spät für mich entdeckt. Und da war sofort dieses Gefühl von: Ich bin gern ihre Enkelin. Es ist wunderbar, was sie mir mit auf die Reise gegeben hat.

Meine Mutter hat erzählt, dass Oma schon als Kind zum Arbeiten auf einen Bauernhof gebracht wurde, weil die Familie arm war. Mit Mann und Kindern erlebte sie später die Kriegszeiten. Meine Mutter berichtete immer wieder, wie gutmütig ihr Vater gewesen sei und wie sehr Oma habe aufpassen müssen, dass er nicht so viel von der Ernte ihres Pachthofs verschenkte, dass es für die eigenen Kinder nicht mehr reichte. Und schließlich wurde sie Witwe, noch bevor alle Kinder erwachsen und aus dem Haus waren.

Leicht hatte sie es nicht. Aber ich kann mich nicht erinnern, dass sie je geklagt hätte. Das Äußerste war, auf die Frage, wie es ihr gehe, ein knappes »du weißt ja, das Rheuma«, aber damit war das Thema auch schon durch. Sie hatte so eine ruhige Art, die ich neben der Hektik meiner Mutter erholsam empfand, und dazu war sie ausgleichend und mitunter verblüffend modern.

Als ich mit fünfzehn den ersten Freund hatte – auch noch einen langhaarigen! – was zu einigem Aufruhr geführt hatte, nahm Oma das gelassen. Und beschloss bald, dass er zu einem Familienfest einfach eingeladen würde. Omas Wort galt, somit war das Problem vom Tisch.

In vielem entdeckte ich, je älter ich wurde, eine Zuneigung und manchmal auch eine Ähnlichkeit zu meiner Oma. Lange Zeit mehr als zu meiner Mutter.

Und auch das fügte sich am Ende zusammen. Meine Mutter wählte zwar ihre eigene Art des bewussten Sterbens, aber sie lebte mir genau diese Art des versöhnten, bewussten, friedlichen Übergangs vor, mit dem schon ihre Mutter ihre Familie in Erstaunen versetzt hatte.

Am Ende war sie – genau wie ich – ein Kind ihrer Mutter gewesen. Allen vorherigen Unterschieden zum Trotz.

Und das hüte ich jetzt wie einen Schatz. In dieser Ahninnenreihe stehe ich gern und voller Selbstbewusstsein. Ich bin bestens ausgestattet für mein Alter, und ich werde daraus etwas machen. Auch wenn ich keine Tochter habe, die diese Reihe fortsetzt. Aber immerhin schon sehr gut angelernte Söhne.

Für diesen Platz in der Ahninnenreihe bin ich dankbar.

DIE **JAHRESMESSE**

Die erste Jahresmesse für meine Mutter stand bevor, die in der katholischen Kirche ein Jahr nach dem Tod im Gedenken an die Verstorbenen gefeiert wird. Wir wollten sie möglichst auf den Sonntag nach Mutters Todestag legen. Für den Sohn in der Schweiz passte es insgesamt sehr schlecht, er würde nicht kommen können. Aber der andere Sohn und die Schwiegertochter konnten es gleich an diesem Sonntag einrichten.

Das Datum klang schon sehr speziell: 02.02.2020.

Und es war ausgerechnet Mariä Lichtmess.

Wenn das kein Timing war für unsere glühende Marienverehrerin. Wenn schon, denn schon. Das wäre der Tag, mit dem auch dieses Buch enden soll: Mariä Lichtmess.

Auf dem Weg zur Kirche sah ich mehrere Autos vor dem Haus eines früheren Nachbarn meiner Mutter, von dem wir einige Tage zuvor gehört hatten, dass er ganz plötzlich verstorben sei. Ob die Familie etwa auf dem Weg zum Sechswochenamt war?

Wir trafen gleichzeitig mit Sohn und Schwiegertochter vor der Kirche ein und suchten uns einen Platz in mittleren Gefilden. Für die Jahresmesse waren wir ja nicht mehr für die erste Reihe vorgesehen – zumal sich dort tatsächlich die Familie des Nachbarn mit dem Sechswochenamt einfand.

Auf dem Altar brannten zwei zusätzliche Kerzen, offenbar

gab es bei der Jahresmesse schon wieder eine zum Mitnehmen. Eine für meine Mutter und eine für den Nachbarn, der neben ihr gewohnt hatte, solange ich zurückdenken kann. Zwei Licht-mess-Kerzen, die eine besondere zusätzliche Weihe erhalten würden.

Für mich war es eine ganz spezielle Messe. Eine Erinnerung an meine Mutter und ein weiteres Abschiednehmen vom Dorf meiner Kindheit. In dieser Kirche hatte ich schon viel erlebt. Zu ihrer Einweihung hatte ich als Kind im Pfarrheim ein Gedicht vorgetragen, ebenso wie meine Freundin. Das war eine große Ehre gewesen. Meine Eltern waren damals jedenfalls mächtig stolz.

Und heute war es vielleicht das letzte Mal oder zumindest das letzte Mal für längere Zeit, dass ich hier in dieser Kirche bei einer Messe anwesend wäre. Wie ich eingangs des Buchs schon schrieb: Ab jetzt gab es viele letzte Male. Aber eben auch erste Male.

Weil es ein Marientag war, endete die Messe wie nach der Beerdigung mit einem Marienlied. Ich war sehr zufrieden. Meine Mutter mit Sicherheit auch. Das kann gar nicht anders gewesen sein.

Wie das wieder passte.

Als eigentlich alles fertig schien, nahmen der Pastor und der Diakon jeder zwei lange, dünne Kerzen, entzündeten sie, hielten sie über Kreuz und erklärten, dass sie auch noch den Blasius-Segen für den folgenden Tag erteilen würden an alle, die ihn gern hätten, da ja am nächsten Tag hier keine Messe wäre.

Daran konnte ich mich aus meiner Kindheit erinnern. Da gab es mehrmals wöchentlich Messen, dazu Andachten am Sonntagnachmittag und die Marienandachten im Mai mit Rosenkranzgebet. Meine Mutter war natürlich immer dabei. Den Blasius-Segen bekamen wir als Grundschulkinder jedes Jahr, damals noch in der alten Kirche.

Der sei, so erklärte der Pastor gerade, für Gesundheit und gegen Schaden jeglicher Art für das ganze Jahr.

Meine Schwiegertochter verstand ihn nicht ganz, aber meine

Wiederholung überzeugte sie sofort: Klar, den wollte sie. Sie teilt mit mir eine gewisse Neigung zum Kränkeln – und dann gleich Gesundheit für ein ganzes Jahr und Ausbleiben von Schaden, das war ein interessantes Angebot. Wir reihten uns in die Schlange der Anwärter für diesen Segen ein. Unsere Männer schienen so etwas nicht zu brauchen. Sie blieben auf ihren Plätzen in der Kirchenbank.

Wir beide dagegen gingen in einer langen Reihe zum Altar und wurden hinter vorgehaltenen Kerzen gesegnet. Das hatte ich schon lange nicht mehr erlebt. Da ich nun schon am Altar stand, nahm ich eine der beiden Kerzen zum Gedenken an meine Mutter mit.

Draußen vor der Kirchentür hielt ich Ausschau nach der ehemaligen Nachbarin und kondolierte ihr. Ihr Mann war ganz plötzlich gestorben, das musste ein Schock gewesen sein. Es tat mir wirklich leid. Das war noch mal eine ganz andere Art, mit dem Tod fertig werden zu müssen. Er hat tatsächlich so viele verschiedene Gesichter.

Für uns war es gut ausgegangen, und da kann ich nicht anders, als meiner Begabung zur Dankbarkeit nachzugeben: Mensch, Mama, da hast du dir eine Menge einfallen lassen mit deiner Jahresmesse. Das war ja ganz großes Kino! Da hast du für ein feines Happy End gesorgt, ich wusste doch, dass du mit diesem Buch sympathisierst. Auch deine Enkel waren sicher, dass es dir gefallen wird, wenn ich unsere Geschichte aufschreibe. Besser hätte ich mir das Ende beim besten Willen nicht ausdenken können. Schmunzelst du so vor dich hin mit deinem Mann an der Seite, der vielleicht gerade wieder mit den Augen zwinkert?

Mit einem hervorragenden Frühstücksbüffet in einem Café am Marktplatz mit Sohn und Schwiegertochter fand die Jahresmesse ihren runden Abschluss. Wir schlemmten uns einmal durch das Büffet und unterhielten uns über das, was wir als Familie mit meiner Mutter erlebt hatten.

Kam es mir nur so vor oder war das auch so: Waren wir durch diese besonderen Erlebnisse enger miteinander verbunden? Kann schon sein, dass meine Mutter ihre Finger im Spiel hatte, es wäre auf jeden Fall ganz in ihrem Sinne gewesen.

Im Jahr danach fiel mir auf, dass mein älterer Sohn und seine Frau häufiger als früher zu uns kamen. Wenn das Wetter gut war, und das war es in dem Jahr oft, trafen wir uns zum gemeinsamen Essen in unserem Garten. Und da saßen wir dann in Blickweite des Mutter-Rosenbäumchens und ihrer beiden Ton-Schafe. Ich bin mir sicher, dass sie an unseren Familientreffen ihre Freude hatte und bestimmt öfter mal dazu vorbeischaute.

Mir war mittlerweile sehr bewusst, dass ich in die Rolle der Familienältesten endgültig hineingewachsen war. Da war keiner mehr ›über‹ oder ›vor‹ mir. Mein Mann und ich wären nach statistischer Wahrscheinlichkeit als Nächste dran mit Sterben.

Aber jetzt noch nicht.

Wir treffen uns später!

WAS DER **TOD** *MIR* **MITGEGEBEN** *HAT*

Am meisten verblüfft hat mich die Erfahrung, dass man bis zuletzt noch so viel bereinigen und heilen kann. So versöhnt, wie Oma und meine Mutter gestorben sind, möchte ich zu gern auch eines Tages auf mein Leben zurückblicken können.

Glücklicherweise zwingt mich keiner, das aufzuschieben, bis ich so gut wie tot bin. Anfangen kann man jetzt schon.

Zum Beispiel sein Leben so einzurichten, dass nachher wenig zu bereuen ist. Ich habe immer wieder gelesen, dass Menschen am Ende nicht das bereuen, was sie versucht haben und gescheitert ist, sondern viel häufiger das, was sie sich immer gewünscht, sich aber nie getraut haben.

Ich habe Ihnen ja schon Bronnie Ware vorgestellt, die als Sterbebegleiterin so viel Heilung in der allerletzten Lebensphase miterlebt hat.

Fünf Punkte hat sie herausgearbeitet, die Sterbende bereuen:

- Dass sie nicht den Mut aufgebracht haben, ein Leben nach eigenen Vorstellungen zu führen und sich stattdessen nach den Erwartungen anderer gerichtet haben.
- Dass sie zu viel gearbeitet haben.
- Dass sie mit ihren Freunden nicht in Kontakt geblieben sind.
- Dass sie sich nicht glücklicher sein ließen.

- Dass sie nicht den Mut aufgebracht haben, die eigenen Gefühle zu zeigen.

Das sind doch schon mal Anhaltspunkte, auf was es im Leben ankommen könnte. Es hat mich beruhigt, dass sich Mut offenbar lohnt und man womöglich sogar mehr riskiert, wenn man sich nicht traut.

Wenn sich die elf besonderen Tage mit meiner Mutter als so ein Schatz erwiesen haben, dann sind die Jahre, die wahrscheinlich noch vor mir liegen, ein Vermögen an Zeit, das ich nicht vergeuden möchte. Wäre doch gut, wenn ich eines Tages meinen Kindern bei unserem Abschied ein so schönes Vermächtnis hinterlassen könnte, wie meine Mutter es so überraschend vor mir ausgebreitet hat.

Geahnt habe ich das wohl immer schon, dass Mut sich lohnt. Als junge Frau hat mich diese Textzeile eines Chansons von Edith Piaf geradezu elektrisiert: ›Non, je ne regrette rien‹.

Nein, ich bereue nichts.

Das ist die Richtung, die ich anpeilen möchte. So leben, dass ich nicht am Ende eine Menge verpasster Chancen bereuen muss. Die Lehre vom Tod über das Leben hat mir meine Begeisterung für dieses Chanson endlich erklärt.

EPILOG

Und dann kam alles anders.

Mit Corona änderte sich unser Leben.

Ich machte keine unnötigen Fahrten mehr und besuchte die Gräber nur noch hin und wieder.

Und ich fragte mich, ob ich dieses Buch überhaupt noch fertigschreiben sollte. Würde jetzt noch jemand lesen wollen, was früher einmal möglich war? Würde der Vergleich nicht einfach nur wehtun?

Aber dann entschied ich mich doch, mein Apfelbäumchen zu pflanzen. Es würde eines hoffentlich nicht fernen Tages wieder möglich werden, Sterbende zu begleiten, wie wir es erlebt hatten. Und falls der eine oder andere bis dahin vergessen hätte, wie das vor Corona war, dann wäre eine Erinnerung ja auch nicht schlecht.

Ich bin so froh, dass wir das Glück hatten, die Sterbephase meiner Mutter als Familie ohne zusätzliche Erschwernisse miteinander zu erleben. Es war eine gute Zeit, und ich wünsche allen sehr, dass es wieder gut wird.

Einstweilen lese ich, dass sich Sterbebegleiter Gedanken darüber machen, welche Rituale und Gesten für die Corona-Zeit oder irgendwelche anderen Pandemien helfen könnten, auch unter widrigen Bedingungen in Verbindung zu bleiben. Es werden dann eben neue Wege gebraucht, die dem Bedürfnis des Sterbenden und seiner Angehörigen nach Bindung und Begleitung gerecht werden.

Meinem Sohn in der Schweiz, den ich nach der Grenzschließung vorübergehend nicht mehr sehen konnte, teilte ich per Telefon entschlossen mit, dass ich auf keinen Fall jetzt an Corona sterben würde. Das ginge einfach nicht, weil er ja nicht kommen könnte. Also kam es nicht infrage.

Aber so sind sie, die mit der neuen Technik aufgewachsenen Kinder: In der Hoffnung, dass es mir ein Trost wäre, versicherte er mir, dass wir das dann eben per Video-Liveübertragung miteinander erleben würden.

Ach nein, ich warte lieber auf die komplette Live-Variante.

Ich entschied mich dazu, das Grab meines Vaters nach mehr als dreiundzwanzig Jahren zurückzugeben. Dann würde, wie bei seiner Frau, dort Rasen eingesät werden. Nachdem ich den Auftrag an die Stadt versandt hatte, fuhr ich zum Abschiednehmen auf den Friedhof.

Die Madonna auf dem Grabstein war mittlerweile von dem üppig wuchernden Strauch daneben schon teilweise verdeckt, das Jesuskind gleich ganz. Das war jetzt auch egal, es würde eh alles entfernt werden.

Ich nahm ein paar Pflanzen von seinem Grab mit, die ich in unserem Garten unterbringen würde, dazu einen schönen Stein und ein bepflanztes Weidenherz. Dann hätte ich nachher zu Hause das Rosenbäumchen meiner Mutter und eine kleine ›Vater-Gedenk-Ecke‹.

Als ich schließlich gehen wollte, mich schon verabschiedet hatte, da ging das doch nicht mit der halb verdeckten Madonna. Ich holte die Gartenschere und schnitt sie ein letztes Mal frei mitsamt Jesuskind. Für die letzten Tage. Erst dann konnte ich wirklich gehen, jetzt stimmte das.

Die Pflanzen vom Grab und den Stein habe ich im Vorgarten untergebracht. Papa wohnt jetzt bei uns im Vorgarten. Nun umrahmen meine Eltern das Haus so schön. Und das kleine

Weidenherz, das ich noch vom Grab mitgenommen hatte, das liegt jetzt bei dem Weidenkranz von Mutters Grab neben der Klärgrube.

Ich hoffe, so fühlen sich alle wohl.

Nachdem ich mich entschlossen hatte, das Buch fertigzustellen, fasste ich mir ein Herz und nahm zur Familie meines Vaters Kontakt auf. Als ich eine Cousine anrief, deren Telefonnummer ich im Internet gefunden hatte, rannte ich offene Türen ein. Die Cousine freute sich über meinen Anruf, und ob ich vielleicht bemerkt hätte, dass sie seit Tagen an mich denken würde? Denn genau die Bekannte, die mir vor dem Krankenhauseingang an Tag eins vom Tod des Cousins und seiner Beerdigung erzählt hatte, die hatte einen kürzlich erschienenen Zeitungsbericht über mein erstes Buch ausgeschnitten und ihr geschickt. Die beiden waren nämlich seit eh und je befreundet. Wie sich das nun alles so fügt. Sie erinnern sich, die Sache mit C.G. Jung und der Synchronizität.

In einem herzerwärmenden Telefonat mit der Cousine bemerkte ich, dass ich offensichtlich Teil dieser Familie bin. Da waren viele Berührungspunkte.

Einige Tage später überraschte mich die Frau des verstorbenen Cousins mit einem Anruf, bei dem ich eine Menge über die väterliche Familie erfuhr. Die Cousine hatte ihr von unserem Gespräch erzählt und ihr meine Telefonnummer weitergegeben. Manchmal hilft es, ein Buch zu schreiben, um Kontakte herzustellen, die man sich schon länger gewünscht hat.

Zum Abschluss noch ein Hinweis, der mir wichtig ist: Nicht immer verläuft Sterben so friedlich, wie ich das hier beschrieben habe. Wir haben einfach großes Glück gehabt, das war nicht unser Verdienst.

Falls Ihre Erfahrungen mit Sterben schwieriger waren oder noch sein werden, möchte ich Sie an Borasios Beispiel vom Schweizer Käse erinnern. Dann ist da irgendwo in Ihrem persönlichen Schweizer Käse vielleicht so ein Sterben-kannauch-mal-schwerer-sein-Loch. Das ziert Sie und ist Teil Ihrer persönlichen Reifung, denn ohne Löcher oder nur mit wenigen kleinen sind Sie einfach noch kein reifer, schmackhafter Schweizer Käse. Geben Sie Ihrer Trauer Raum, auch der Trauer über einen Abschied, den Sie sich vielleicht anders vorgestellt hatten. Dann trauern Sie eben nicht nur über den Verlust des verstorbenen Menschen, sondern auch darum, dass der Abschied ›trauriger‹ war, als Sie ihn sich gewünscht hätten.

Danke, dass Sie meine Mutter und mich bis hierher begleitet haben. Ich freue mich darüber und glaube immer noch, dass meine Mutter sich auch freut und Ihnen Mut machen möchte, dass alles am Ende gut sein kann. Sie tat doch einfach so gern gute Werke, das war ihr Ding! Sie würde sich garantiert freuen, wenn ihr Sterben Ihnen noch irgendwie nützlich ist. Man kann doch alles immer noch mal gebrauchen, davon war sie so überzeugt, dass Wegwerfen keine Option war. Aber Verschenken, das ging. Nehmen Sie sich einfach mit, was sie von ihrer und unserer Erfahrung gebrauchen können.

DANKESCHÖN

Mein besonderer Dank gilt dem besten aller Seniorenheime, das wir persönlich kennengelernt haben. Und auch allen anderen Seniorenheimen und Mitarbeitern von Pflegeeinrichtungen, die ihre Arbeit mit so viel Liebe machen. Das ist toll! Ich wusste das schon zu schätzen, bevor man allgemein erkannt hat, dass Menschen wie Sie ›systemrelevant‹ sind.

Danke an das Bestattungsinstitut, das genau für unsere Bedürfnisse passte, und an alle anderen Bestattungsinstitute, die für andere Menschen im Trauerfall die genau richtigen sind; ich hoffe, jeder findet rechtzeitig für sich die stimmige Begleitung im Trauerfall. Wie gut, dass es Vielfalt gibt.

Danke an all die ›treuen Seelen‹ meiner Mutter, die dazu beigetragen haben, dass ihre letzten Tage zu so einer guten Erfahrung wurden.

Ein Dankeschön an die Familientrauerbegleiterin Mechthild Schroeter-Rupieper und den Verein LAVIA. Ihr habt mir die Augen geöffnet, dass Trauern nicht ausschließlich traurig sein muss und alle Gefühle sein dürfen.

Ein Dankeschön an Sophia für deine Freundschaft, deine Ermutigung zum Schreiben und die tatkräftige Unterstützung dabei, dass meine Buch-Kinder in gute Hände kommen.

Danke an meine mittlerweile erprobte Erstleserin Renate für deine konstruktiven Hinweise.

Danke an den pinguletta Verlag, an Silke Boger, die entschlossen an mein Buchprojekt geglaubt hat, und an Jens, der mich zu diesem Verlag gelotst hat.

Ein Dankeschön auch an meine Lektorin Elsa Rieger, die umsichtig dazu beigetragen hat, mein Buchmanuskript ›ausgehfein‹ zu machen. Du hast mir einiges über das Schreiben beigebracht, das mich verleiten könnte, es wieder zu tun.

Und für die Schlussredaktion, nach der ich mein zweites Buch mit einem guten Gefühl in die Welt entlassen kann, ein ebenso herzliches Dankeschön an Sabine Hägele.

Danke an meine Familie, die mir schon wieder erlaubt hat, so persönliche Dinge aufzuschreiben. Ich weiß das sehr zu schätzen!

Danke Mama, dass du mir und uns diesen schönen Abschied geschenkt hast. Und grüß bitte Papa und deine Schwestern von mir!

MARIANNE NOLDE

LITERATUR

- Mitch Albom: Dienstags bei Morrie. Die Lehre eines Lebens. Wilhelm Goldmann Verlag, 5. Auflage 2017
- Gian Domenico Borasio: Über das Sterben. Was wir wissen, Was wir tun können, Wie wir uns darauf einstellen. dtv, 8. Aktualisierte Auflage 2019
- Viktor E. Frankl: … trotzdem Ja zum Leben sagen. Ein Psychologe erlebt das Konzentrationslager. Penguin 2018
- Friedlotse-Blog: Dein letzter Fußabdruck (mit Interviewpartnerin Caren Baesch). https://www.friedlotse.de/blog/beitrag/dein-letzter-fussabdruck
- Lisa Harmann: 25 Jahre ohne dich. https://www.stadtlandmama.de/content/25-jahre-ohne-dich
- Susanne Jung: Besser leben mit dem Tod oder Wie ich lernte Abschied zu nehmen. Klett-Cotta 2013
- Kübler-Ross, Elisabeth: Sterben und leben lernen. Antworten über den Tod und das Leben. Verlag »Die Silberschnur« 2015
- Christine Longaker: Dem Tod begegnen und Hoffnung finden. Die emotionale und spirituelle Begleitung Sterbender. Piper 1997
- Evelyn Meissner: Ey, das wäre schön blöd nicht an Wunder zu glauben. https://www.tollabea.de/ey-das-waere-schoen-bloed-nicht-an-wunder-zu-glauben-gastbeitrag-von-evy/
- Evelyn Meissner (Fortsetzung): Emil – Sturkopf, Wunderkind und coolste Socke überhaupt. https://www.tollabea.de/emil-sturkopf-wunderkind-und-coolste-socke-ueberhaupt-gastbeitrag-von-evelyn-meissner-2/

- Dorothea Mihm & Annette Bopp: Die sieben Geheimnisse guten Sterbens. Erfahrungen einer buddhistischen Palliativschwester. Wilhelm Goldmann Verlag, 3. Auflage 2017
- H. Christof Müller-Busch: Abschied braucht Zeit. Palliativmedizin und Ethik des Sterbens. Suhrkamp Taschenbuch 2012
- Monika Renz: Hoffnung und Gnade – Erfahrung von Transzendenz in Leid und Krankheit – SPIRITUAL CARE. Kreuz Verlag 2014
- Mechthild Schroeter-Rupieper: Für immer anders. Das Hausbuch für Familien in Zeiten der Trauer und des Abschieds. Patmos Verlag, vollständig überarbeitete Neuausgabe 2020
- Mechthild Schroeter-Rupieper: In deiner Trauer getragen. Trost finden in Zeiten des Abschieds. bene! 2020
- Sogyal Rinpoche: Das Tibetische Buch vom Leben und vom Sterben – Ein Schlüssel zum tieferen Verständnis von Leben und Tod. Knaur Taschenbuch 2010
- Bronnie Ware: 5 Dinge, die Sterbende am meisten bereuen: Einsichten, die Ihr Leben verändern werden. Goldmann Verlag 2015
- William W. Worden: Beratung und Therapie in Trauerfällen. Ein Handbuch. Verlag Hans Huber, Hogrefe AG. 4. Überarbeitete und erweiterte Auflage 2011
- Irvin D. Yalom: In die Sonne schauen – Wie man die Angst vor dem Tod überwindet. btb 2010

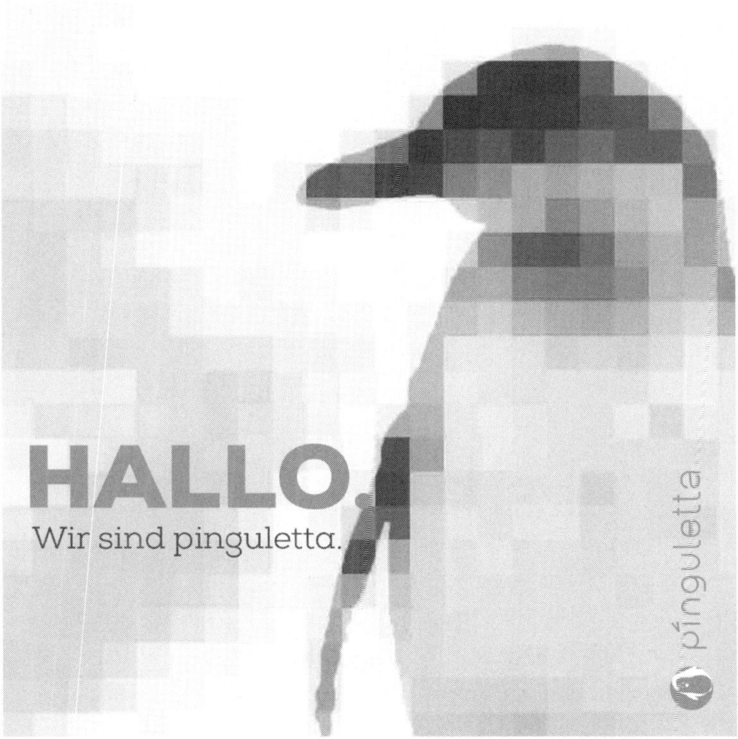
HALLO.
Wir sind pinguletta.
pinguletta

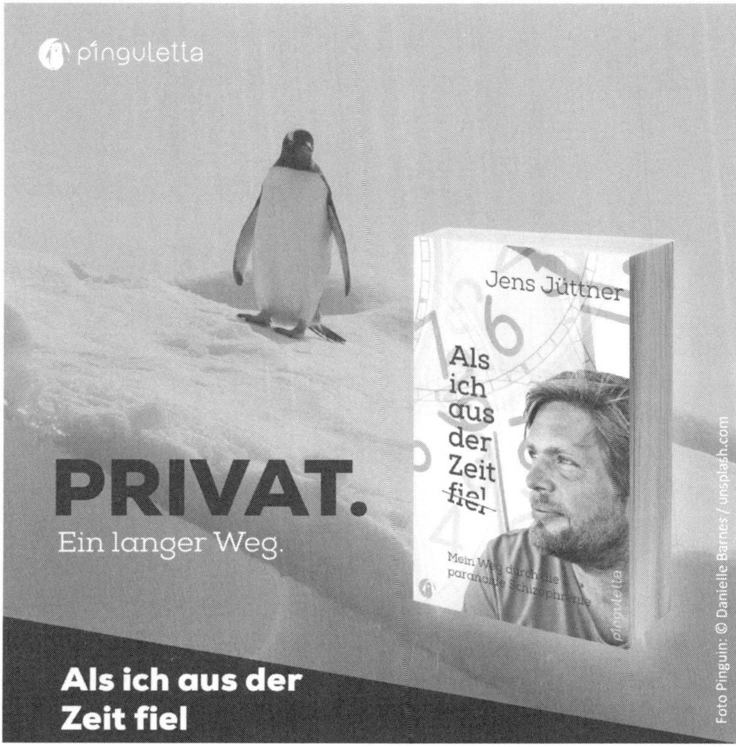
pinguletta
Jens Jüttner
Als ich aus der Zeit fiel
PRIVAT.
Ein langer Weg.
Als ich aus der Zeit fiel
Foto Pinguin: © Danielle Barnes / unsplash.com

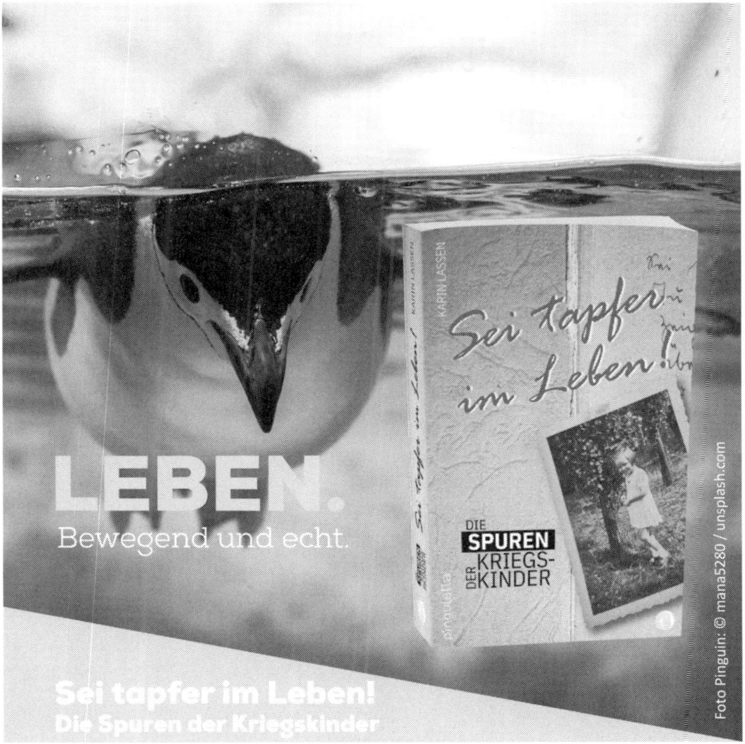

Sei tapfer im Leben!

Beginn der Reihe ›Die Spuren der Kriegskinder‹. Schauplatz Ludwigshafen/Rhein: Im Mai 1939 kommt Ilse Oehler zur Welt. Ihre ersten Lebensjahre: geprägt von Bombenangriffen, Fliegeralarm und Nächten im Bunker. Ihr Elternhaus: pflicht-beflissen und schweigsam. Und so beginnt für die lebenslustige junge Frau ein verzweifelter Kampf um Liebe, Anerkennung, Selbstbestimmung und ein bisschen Freiheit. Bis Ilse um sich herum eine Mauer aus Schweigen baut und die Katastrophe sich anbahnt. Ein beeindruckender historischer Roman, hervorragend recherchiert, mit vielen Originalunterlagen und Zeitungsberichten aus Ludwigshafen und Mannheim. Ein Schicksal, das exemplarisch ist für viele Kriegskinder und ihren traurigen Lebensweg. Und immer offen bleibt die Frage nach der Verantwortung.

Karin Lassen
Roman

Taschenbuch 408 Seiten | ISBN 978-3-948063-22-1
eBook | ISBN 978-3-948063-23-8
Hörbuch | In Kürze erhältlich.

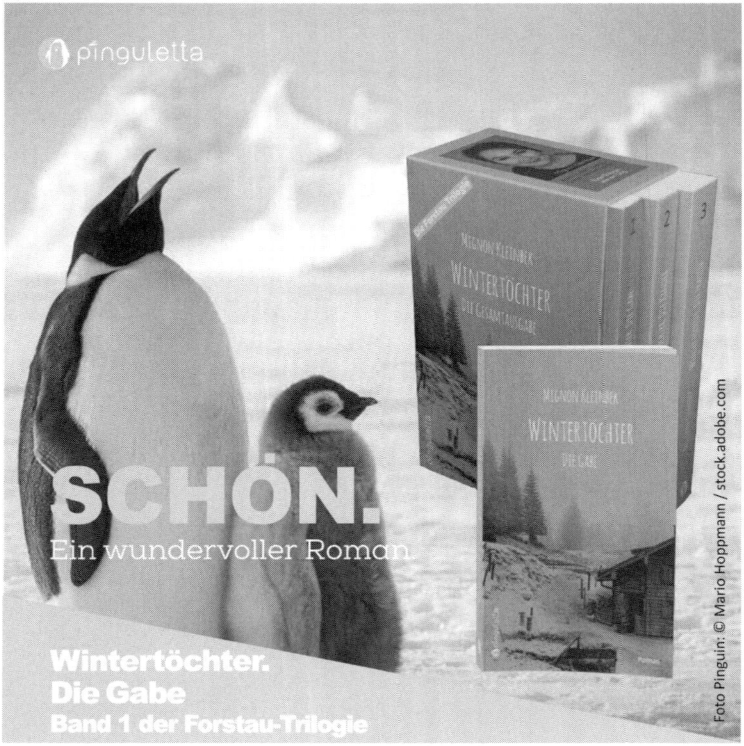

Wintertöchter. Die Gabe

Band 1 der Forstau Saga. Die Forstau – ein kleines, verborgenes Bergdorf am Fuße der österreichischen Tauern. Drei Frauen – Barbara, die selbstbewusste Hebamme. Ihre schwermütige Ziehschwester Marie und Anna, das Kind mit der besonderen Gabe, die sowohl Geschenk als auch Fluch bedeutet. Sie stellen sich dem harten Leben in den Bergen sowie gegen althergebrachte Traditionen in einer männerdominierten Welt. Als Roman in Maries Leben tritt, scheint sich alles zum Guten zu wenden. Doch die Verbindung bringt weder Marie noch ihrer Tochter Glück.

Mignon Kleinbek
Roman

Taschenbuch 355 Seiten | ISBN 978-3-981767-85-8
eBook | ISBN 978-3-981767-86-5
Hörbuch | ISBN 978-3-948063-13-9

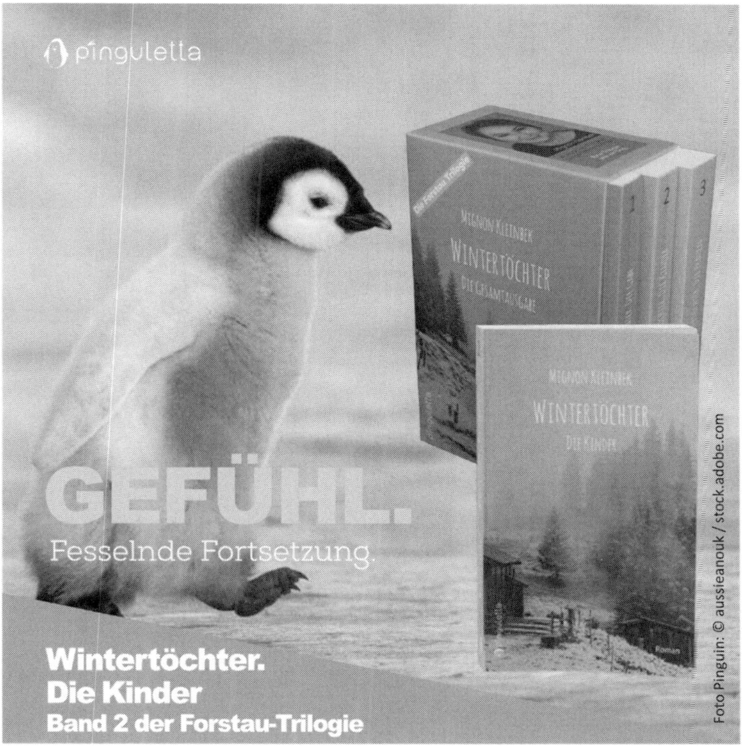
pinguletta
Mignon Kleinbek
Wintertöchter
Die Gesamtausgabe
Wintertöchter
Die Kinder
GEFÜHL.
Fesselnde Fortsetzung.
Wintertöchter.
Die Kinder
Band 2 der Forstau-Trilogie
Foto Pinguin: © aussieanouk / stock.adobe.com

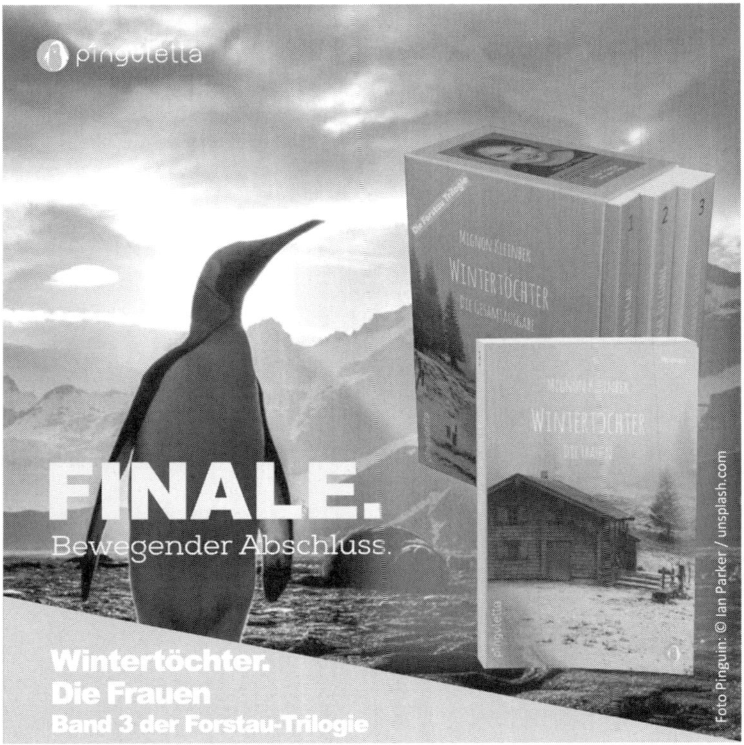
pinguletta
Die Forstau Trilogie
Mignon Kleinbek
Wintertöchter
Die Gesamtausgabe
FINALE.
Bewegender Abschluss.
Wintertöchter.
Die Frauen
Band 3 der Forstau-Trilogie
Foto Pinguin: © Ian Parker / unsplash.com

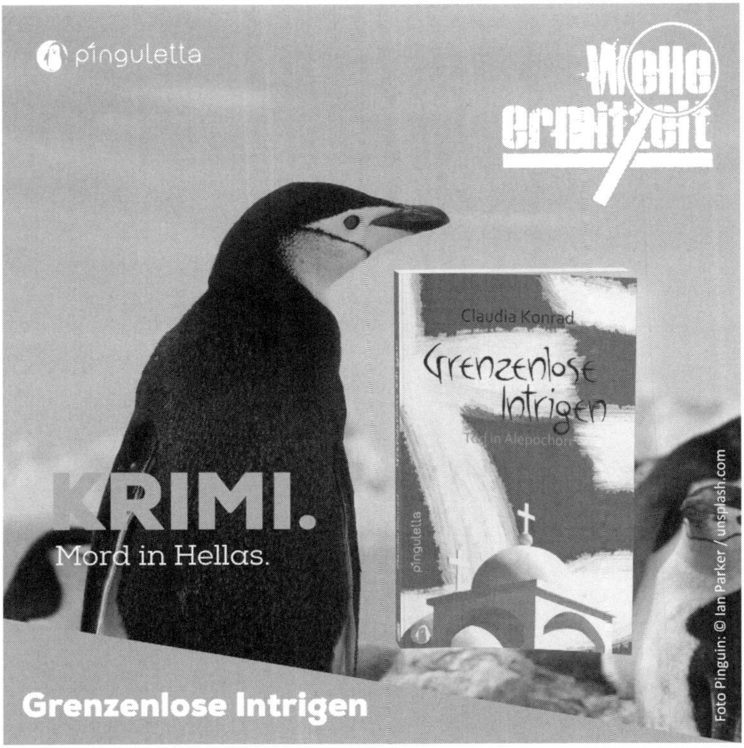

Grenzenlose Intrigen. Tod in Alepochori

Band 1 der ›Welle ermittelt‹ Reihe. Eine wunderbare Mischung aus Leichtigkeit, Spannung und griechischen Impressionen. Verbrannter Wald – schaurig, grausig. Verwesungsgeruch. Es sollte ein entspannter Griechenlandurlaub werden, den sich der Pforzheimer Sonderermittler Wellendorf-Renz, genannt Welle, gönnen wollte. Aber die feine Nase seines Vierbeiners veränderte alles. Gemeinsam mit den Athener Ermittlern stößt er auf Angst, Korruption und skrupellose Intrigen bis in die höchsten Instanzen von Staat und Kirche. Ihre länderübergreifenden Ermittlungen können weitere eiskalte Morde nicht verhindern.

Claudia Konrad

Kriminalroman

Taschenbuch 195 Seiten | ISBN 978-3-948063-07-8
eBook | ISBN 978-3-948063-08-5

Doppelte Spannung bietet der ›Welle-Pack‹ mit Goodie!

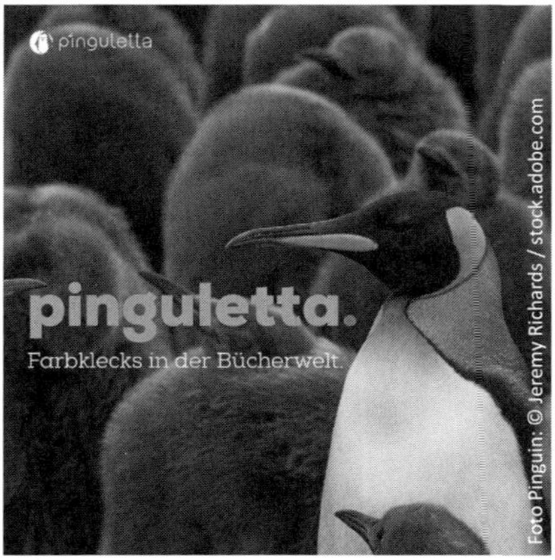

Der Pinguin.
Sympathischer Bewohner
der Südhalbkugel.
Unser Maskottchen.

[ˈpɪŋgu]

pinguletta

[lɛˈta]

La lettera
Italienisch für Buchstabe
oder Schreiben.
Unsere Leidenschaft.

BUCHstaben
zum Anhören.

QR-Code einscannen.
Und ab geht's
zum pingu-Podcast.